ESSAI

THÉRAPEUTIQUE ET CLINIQUE

SUR

LES EAUX THERMALES ET SALINES

De la Motte (*Isère*).

ESSAI

THÉRAPEUTIQUE ET CLINIQUE

SUR

LES EAUX THERMALES ET SALINES

De la Motte (Isère).

PAR

H. BUISSARD,

D. M. P., médecin inspecteur des eaux de la Motte, et membre de la société de
Statistique du département de l'Isère

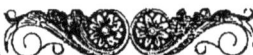

GRENOBLE.

TYPOGRAPHIE DE F. ALLIER, GRAND'RUE, COUR DE CHAULNES.

1842.

A Monsieur FOUQUIER,

Officier de la Légion-d'Honneur, premier médecin du Roi, professeur de Clinique interne à la faculté de médecine de Paris, président de l'Académie royale de médecine, etc.

Au moment où les eaux de la Motte, connues déjà depuis plusieurs siècles, recevaient, de l'analyse que vient d'en faire l'Académie royale de médecine, un lustre nouveau, j'ambitionnais l'honneur de coopérer comme médecin aux services qu'elles promettent de rendre à l'humanité.

Vous voulûtes bien, Monsieur, m'encourager dans ce dessein, m'aider de vos conseils et me prêter un bienveillant appui : confiant dans votre bonté, j'ose espérer que vous accueillerez favorablement ce premier *essai* et le témoignage que je suis heureux de pouvoir vous donner ici de ma bien vive reconnaissance.

H. BUISSARD.

A Monsieur V. BALLY,

Chevalier de la Légion-d'Honneur, chevalier de l'ordre de Charles III d'Espagne, membre du Conseil supérieur de santé, titulaire de l'Académie royale de médecine, etc.

Et vous, Monsieur, qui né dans notre beau pays, lui avez souvent donné des preuves de l'intérêt qu'il vous inspire, qui l'an passé encore avez publié sur deux des sources précieuses que renferment nos montagnes une notice remarquable à tant de titres, permettez-moi d'inscrire votre nom en tête d'un écrit sur des eaux dont vous avez si bien su apprécier les vertus médicales, et recevez l'expression de ma profonde gratitude pour l'amitié si précieuse dont vous avez bien voulu honorer votre dévoué compatriote.

H. BUISSARD.

Homme instruit, praticien consommé, le docteur Gachet vient d'être enlevé, jeune encore, par une longue et cruelle maladie à un établissement qu'il dirigeait avec un zèle et une sollicitude au-dessus de tout éloge. Déjà il avait su conquérir aux eaux de la Motte le rang qu'elles ont droit d'occuper dans la thérapeutique, et par ses soins chaque jour voyait s'accroître leur prospérité : aussi son nom y est-il désormais attaché.

Il devait, cette année, publier sur ces thermes un travail que son savoir et sa longue expérience auraient recommandé hautement à l'intérêt de tous; mais la mort l'a frappé avant qu'il ait pu réaliser son projet. Appelé à recueillir sa succession, mon titre d'héritier m'impose l'obligation d'en remplir toutes les charges. Je ne me dissimule pas combien la tâche est rude ; me sera-t-il donné de la remplir dignement? Je l'essaierai.

Quelques observations que m'a laissées mon prédécesseur et celles que j'ai recueillies pendant la saison que j'ai passé l'été dernier à la Motte, tels sont les matériaux que je possède et que je vais soumettre dans ce petit écrit à l'appréciation de mes honorables confrères. Je dirai quelques mots d'abord sur l'action des eaux et sur leurs propriétés médicinales, ayant soin toutefois de n'avancer que ce dont les faits et mon expérience m'auront démontré la vérité. Je sais combien il est facile de s'abandonner à l'enthousiasme, surtout quand il s'agit d'un remède qu'on a souvent employé avec avantage, aussi ferai-je tous mes efforts pour éviter cet écueil et me rappellerai-je sans cesse ces paroles du rapport de la commission des eaux minérales, lu par M. Pâtissier à l'Académie royale de médecine (1)!

« Si l'on s'en rapportait à tout ce qui a été écrit sur les
« eaux minérales, on serait porté à croire qu'avec elles
« seules on peut guérir les maladies les plus invétérées.
« Des éloges si outrés, qui sont démentis par l'expérience,
« ne sont pas dignes de médecins qui se respectent et
« qui savent ce qu'ils doivent à la science et à la vérité ;
« loin de tourner au profit des sources sanitaires, ils n'ont
« pu que leur nuire en les frappant de discrédit dans
« l'esprit de beaucoup de praticiens qui s'étonnent à bon
« droit de l'étendue du pouvoir médicinal accordé à ce
« mode de traitement. »

(1) Séance du 1ᵉ aout 1841.

ESSAI

THÉRAPEUTIQUE ET CLINIQUE

SUR LES EAUX THERMALES ET SALINES

DE LA MOTTE (ISÈRE).

On ne trouverait pas ailleurs de remède plus efficace contre les maladies froides (Chorier , *Histoire du Dauphiné*).

La connaissance des lieux où sont administrées les eaux, de la nature du sol, de la température du pays, etc., est la première à acquérir; c'est par là que je commencerai; je serai d'ailleurs aussi concis que possible.

L'établissement de la Motte-St–Martin est situé au centre d'une jolie vallée ouverte de l'est à l'ouest et couverte de riches moissons; une haute montagne, le Monteynard, la défend contre les vents du nord; aussi ce pays, quoique placé au milieu des Alpes et à 475 mètres au–dessus du niveau de la mer jouit-il d'une température plus douce que ne le ferait supposer sa situation. Ainsi, l'on y trouve habituellement les animaux qui, comme la cigale, la vipère, etc., habitent les climats chauds; ainsi la vigne, le mûrier, etc. y sont cultivés et y croissent parfaitement et l'on n'y remarque presque jamais ces brusques variations de tempé–rature si communes dans les montagnes. Pendant l'été de 1841 qui, comme on le sait, a été si froid et si pluvieux, j'ai noté avec soin depuis le 1er juillet jusqu'au 10 août quel degré marquait tous les jours à six heures du matin et à l'ombre, le thermomètre de Réaumur, et j'ai eu pour extrêmes (8° 75 et 21° 25 moyenne 15° c.) 7 et 17° moyenne 12° R. Deux ruisseaux qui roulent dans toute la longueur de cette vallée, leurs eaux torrentueuses, tiennent l'air dans un état constant d'agitation , de sorte qu'il règne toujours à la Motte une brise légère qui vous défend efficacement contre les impressions pénibles que font éprouver dans d'autres pays les fortes chaleurs de juillet et d'août. De plus, comme l'a dit M. V. Bally (1) « Il y a ceci de remarquable que les rosées y sont si peu abondantes, l'humidité s'y fait si peu sentir , que les malades peuvent s'y (à la Motte) promener impunément lorsque le soleil est sous l'horison. » Aussi, sous ce climat heureux, l'on ne rencontre, ni goîtreux , ni crétins, mais bien une population forte et vigoureuse, aussi les maladies y sont-elles presque toutes des maladies inflammatoires.

« Les bases des montagnes du bassin de la Motte appartiennent aux grés à anthracite. Suivant quelques géologues , ces grés seraient contemporains du grés houiller. M. Elie de Beaumont place les grés à anthracite des Alpes sur le même horizon que le second étage du *lias* (2). Les grés de la Motte sont recouverts en couches concordantes par des calcaires noirs renfermant beaucoup de bélemnites. Ces calcaires sont jurassiques et forment le deuxième étage du calcaire à *Griffées arquées* » (3).

C'est du flanc de ces montagnes et sur les bords du Drac que sourdent les eaux de la Motte : une partie se perd dans

---

(1) Notice sur les eaux de la Motte-Saint-Martin , 1841.
(2) M. Gras (Scipion) les rattache aux couches primordiales de l'Oisans.
(3) Note inédite, Gueymard, ingénieur en chef des mines , etc.

le lit même de ce torrent et l'on n'a jamais cherché à la connaître, une autre se fait jour à travers les fentes d'une masse calcaire à couches verticales, son volume apparent est peu considérable, elle a reçu le nom de source de la *Dame*, une troisième, enfin, qu'on nomme source du *Puits* est seule exploitée, des travaux d'art l'ont mise à l'abri de tout mélange avec les eaux du voisinage et elle a donné au jaugeage 3,608 hectolitres en 24 heures. Je ne doute pas qu'on n'obtint un volume d'eau bien plus considérable si on réunissait ces diverses parties d'une même source. Quoiqu'il en soit, ces eaux ont toujours présenté une chaleur qui varie entre 58 et 60° centigrades ; je dis toujours, car, quelle que fût la saison, quel que fût l'état d'humidité ou de sécheresse de l'atmosphère, quelque grandes que fussent les perturbations atmosphériques, elles ont, soumises à l'épreuve du thermomètre, donné dans toutes ces circonstances les mêmes résultats. Je ne discuterai pas ici les diverses hypotèses émises pour expliquer la thermalité des eaux ; *électricité*, *volcans*, *feu central*, peu importe à laquelle de ces causes on l'attribue : mais savoir si ce calorique est identique avec celui de nos foyers, voilà une question pour nous bien autrement importante, malheureusement la science a été jusqu'à ce jour impuissante à la résoudre, aussi, sans énumérer ici les expériences qui militent en faveur de telle ou telle opinion, je citerai seulement les lignes suivantes empruntées à l'ouvrage, sur les eaux minérales, de MM. Ph. Patissier et Boutron-Charlard :

« Quoique, d'après les physiciens, les phénomènes du calorique soient invariables, nous ne pouvons admettre que la chaleur animale et celle des eaux thermales soient identiques dans leurs effets avec celle que nous développons par les combustibles. Notre opinion est que le calorique des eaux se trouve dans un état de combinaison tout parti-culier qui imprime certainement à nos organes une action spéciale, laquelle n'existe pas moins, quoiqu'elle échappe aux explications des savants. Quels que soient leurs talents et la précision de leurs instruments, il y a dans les eaux, comme dans l'air, un *je ne sais quoi* qui se dérobe aux recherches des chimistes. On sait, en effet, que, d'après leurs travaux, l'air si malfaisant des marais et des hôpitaux ne diffère pas de l'air pur que nous respirons. »

Limpides, sans odeur, d'une saveur salée et légèrement amère, les eaux de la Motte laissent dégager, à leur sortie du rocher, quelques bulles gazeuses dues à la présence d'une faible quantité d'acide carbonique et d'azote; (1) mises en contact avec le fer elles l'oxident promptement, loin de nuire aux plantes elles paraissent activer leur végétation et elles sont recherchées par les animaux qui la boivent avec avidité. Conservées dans des vases herméti-quement fermés, elles ne subissent aucune altération appréciable dans leurs qualités, soit physiques, soit chimiques; il se forme seulement à la longue quelques légers flocons ocracés.

Aussi, ces eaux étaient-elles jadis exportées dans les prin-pales villes voisines telles que Lyon, Grenoble, Genève, Lausanne, etc., et elles y jouissaient d'une grande réputation.

_____

(1) M. le docteur Dupasquier, chimiste distingué de Lyon, et qui a fait sur ces eaux un travail encore inédit, m'a assuré avoir reconnu la présence de ce corps lors d'un voyage qu'il fit à la Motte.

On lit dans un ouvrage du colonel du génie Barral les lignes suivantes : « Des personnnes de ma connaissance, qui vivaient à Lausanne, dans la société de cet illustre médecin (Tissot), m'ont rapporté que, de toutes les eaux minérales, il ne connaissait que celles de la Motte, qui fussent propres à guérir un grand nombre de maladies, et qui eussent la propriété de pouvoir être transportées sans perdre de leurs vertus médicales. »

ACTION DES EAUX.

En boisson. — La grande quantité de sels et surtout de chlorure de sodium que contiennent ces eaux, pourrait porter à croire qu'elles doivent provoquer la répugnance chez les personnes qui en boivent ; il n'en est rien pourtant, et leur goût saumâtre est si peu désagréable et si peu nauséabond que, ni mon prédécesseur, ni moi n'avons jamais vu de malades refuser d'en boire, ni jamais été contraints d'en masquer le goût, même pour les enfants.

C'est ordinairement à la température de 30 à 40° c. qu'on les boit, mais leur action varie.

1° Suivant le moment où on boit : En effet, si le baigneur prend de 6 à 10 verrées, soit pendant qu'il prend son bain ou sa douche, soit pendant qu'il est enveloppé de vêtements de laine et couché dans son lit, nul doute que dans cette circonstance leur action ne soit éminemment sudorifique : aussi les ai-je toujours vu produire dans ce cas une diaphorèse abondante, et ce n'a été qu'exceptionnellement qu'elles ont eu un effet purgatif quelle que fut d'ailleurs la quantité ingérée. Si, au contraire, on les boit en se promenant le matin, elles agissent alors comme un puissant diurétique, et aussi, mais plus rarement, comme purgatives.

2° Suivant la quantité qu'on en boit : Je ne puis rien préciser à cet égard, et on me comprendra facilement quand j'aurai dit que, deux malades étant donnés, leur idiosyncrasie, l'état de leurs voies digestives, etc., et mille autres circonstances peuvent faire que, chez l'un, deux verrées produiront les mêmes résultats que l'autre ne pourra obtenir qu'en en buvant dix ou douze ;

3° Suivant la manière dont on les boit : Je m'explique ; je veux, par exemple, faire boire à un malade deux et trois litres d'eau chaque matin, mais je veux en même temps ne pas fatiguer les voies digestives et éviter toute action purgative ; eh bien ! j'arriverai à ce triple but en faisant prendre seulement deux ou trois verrées le premier jour et en augmentant graduellement la dose jusqu'à ce que je sois arrivé à la quantité jugée utile, par ce moyen la *tolérance* s'établit, et je parviens ainsi à faire boire à ce malade deux et trois litres par jour, et cela pendant quinze et vingt jours de suite sans amener chez lui d'autres phénomènes qu'un peu d'inappétence. L'eau prise ainsi agit alors comme altérante. Est-il nécessaire d'obtenir un effet purgatif, d'opérer une diversion sur le tube digestif ? C'est à une dose portée de suite à son maximum, et ingérée dans l'espace de temps le plus court possible, qu'il faut, dans ce cas, prescrire l'eau : bien entendu que cette dose doit varier suivant le tempérament, l'âge etc. du malade.

En bains — Je ne sache pas qu'on ait, jusqu'à ce jour, administré de bains froids à la Motte, je ne parlerai donc que des bains très-chauds, des bains tempérés et des bains frais.

1º Bains très-chauds. Les baigneurs plongés dans l'eau de la Motte à (34 ou 36º R.) 42,5 ou 45º c. ressentent d'abord une vive sensation de chaleur qui trouble le rhythme de la respiration et occasionne un resserrement de toute la surface cutanée, mais ces premiers effets durent à peine quelques secondes. Bientôt le pouls s'accélère, la peau rougit et se gonfle, et si le baigneur promène la pulpe de ses doigts sur quelque partie que ce soit de son corps, il éprouve une sensation assez semblable à celle que fait percevoir une légère couche de poussière, sensation qui trouble l'innervation et peut même produire des horripilations. Sa face devient vultueuse, ses yeux larmoyants, ses artères battent avec violence, une sueur abondante inonde son visage, sa tête devient pesante et quelquefois douloureuse, il y a tendance au sommeil et, presque toujours lorsque ces derniers symptômes ont été très-prononcés, au sortir du bain survient la défaillance et même la syncope. Quelquefois aussi, et surtout chez les personnes nerveuses, il y a une gêne de la respiration et une anxiété précordiale qui les forcent à tenir hors de la baignoire les bras et la partie supérieure du tronc. Il est inutile, je pense, de faire remarquer de quelle ressource doivent être ces bains pour produire une action excitante, révulsive et sudorifique, quelle puissance ils doivent avoir contre les rhumatismes anciens, les sciatiques, les paralysies locales, les tumeurs blanches et contre toutes les maladies où il est nécessaire d'obtenir une action perturbatrice et une diaphorèse abondante. Ce n'est que pendant quelques

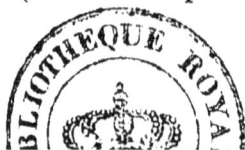

2

minutes , comme on le pense bien , qu'il est possible de rester dans un tel bain , aussi, pour obvier à cet inconvénient , est–il d'usage à la Motte de prendre d'abord une douche à (35 ou 37° R.) 43,75 ou 46° 25 c. , l'eau reçue dans une baignoire a perdu, à la fin de la douche , environ 1 à 2° et c'est alors que le baigneur s'y plonge. L'expérience a sanctionné ce mode d'administration des eaux , et l'on comprendra facilement combien il doit être efficace quand j'aurai dit que le malade, placé dans un cabinet où l'on fait arriver un jet plus ou moins fort, est bientôt enveloppé d'une atmosphère chaude et humide qui mouille la surface de son corps, ouvre les pores de sa peau qu'inonde bientôt la sueur et lui fait éprouver une chaleur douce et agréable. Les frictions et le massage sont en outre exercés , si besoin est. C'est ainsi préparé qu'il entre dans le bain où il reste 5 à 15 minutes : il est ensuite séché , enveloppé dans des vêtements de laine et transporté dans son lit où va commencer un autre ordre de phénomènes. Si la soif est vive, si l'on veut accroître encore la transpiration , on fait boire au malade du bouillon d'herbe ou toute autre boisson chaude.

· Placé dans de telles conditions , le baigneur présente alors une face bouffie, ruisselante de sueur et d'un rouge presque cramoisi: ses artères battent avec force , son pouls est plein et redondant et sa transpiration telle, qu'elle transperce souvent en une demi-heure et matelas et sommier; sa tête est lourde, ses sens obtus, son agitation grande , et presque toujours des picottements se font sentir par tout son corps: ce moment est vraiment pénible. Le malade est ensuite débarrassé de ses vêtements de laine et couché dans un lit chaud où bientôt vient le saisir un sommeil

calme et réparateur. Il existe à la Motte un vieux préjugé
savoir : qu'il est dangereux de dormir après la douche ou le
bain, j'ignore ce qui a pu lui donner naissance, mais ce que
je puis affirmer c'est qu'à coup-sûr c'est un préjugé et
d'autant plus fâcheux que le sommeil, dans cette circonstance, m'a toujours paru avoir une heureuse influence

2° Bains tempérés. C'est (28 à 30° R.) 35 à 37° 5 c.
que marque ordinairement l'eau minérale dans les bains
tempérés, mais ce n'est pas une règle absolue ; car, rester
le plus possible dans l'eau, étant pour le baigneur le but le
plus important à atteindre, ce sont surtout ses sensations
qu'il faut consulter, ce sont elles qui doivent servir de
thermomètre ; et cette manière d'agir n'est point une précaution inutile. Qui ne sait, en effet, que telle personne
trouvera suffisamment chaud un bain qui paraîtra froid à
telle autre, et que le bain d'aujourd'hui pourra bien ne pas
produire sur nous la même impression que celui de la
veille, quoique tous deux fussent pourtant à la même
température.

Les premières sensations qu'on éprouve dans ce bain
sont un sentiment de bien-être et une chaleur douce et
agréable. La peau semble se ramollir, les muscles s'assou-
plissent, la circulation se ralentit plutôt qu'elle ne s'accélère,
tous les ressorts de l'organisme se distendent, la pensée
elle-même s'arrête, on dirait que le moral et le physique
sont d'accord pour jouir en commun du bonheur que pro-
cure un bain tempéré ; plus tard seulement surviennent
les envies d'uriner. Ces sensations sont, comme on le voit,
semblables à celles que fait éprouver un bain tiède d'eau
ordinaire, mais il est pourtant des différences entre ce

dernier et celui d'eau de la Motte : l'un affaiblit, surtout si l'on en prend plusieurs de suite; l'autre vous rend plus alerte, plus vif et ne vous affaiblit point quel que soit le nombre qu'on en prenne; celui-ci accroit d'abord l'appétit, et le diminue ensuite si l'on en continue trop longtemps l'usage; celui-là semblerait plutôt l'ôter les premiers jours et l'augmenter les jours suivants. La durée de ces bains est en général d'une heure à une heure et demie. Ils sont surtout utiles dans les maladies chroniques des viscères, dans la plupart des maladies du système lymphatique, (car c'est un des meilleurs moyens pour faire absorber une grande quantité d'eau minérale), dans les maladies vénériennes masquées ou larvées, etc., et toutes les fois qu'il s'agit de favoriser une répartition plus uniforme des divers fluides et de régulariser l'action des différents organes.

3° Bains frais. On a vu par ce qui précède quelle excitation générale les bains très-chauds d'eau minérale produisent sur tout l'organisme, comme ils activent la circulation et comme ils irritent la peau dont ils augmentent la secrétion. Le système nerveux ne ressent pas moins vivement cette action, aussi, prises à cette température, ces eaux ne sauraient-elles convenir aux sujets irritables et doués de ce tempérament. Dans ces circonstances on a recours aux bains frais, leur température est de (24 à 26° R.) 30 à 32° c. Dans un tel bain on éprouve un sentiment général de resserrement, sentiment qui, au lieu d'aller en s'affaiblissant, ne fait au contraire qu'augmenter; on ressent par tout le corps une agréable sensation de fraîcheur et la circulation se ralentit considérablement. Si on y reste longtemps, le froid succède à la fraîcheur, la figure revêt cet aspect connu sous le nom de face grippée, la tête devient lourde et souvent une douleur gravative se fait sentir dans la région frontale : aussi, faut-il avoir soin de sortir de l'eau avant que ces symptômes se soient montrés. A cette température, l'eau de la Motte produit sur le système nerveux une action sédative bien remarquable : le baigneur est plus dispos et plus fort, la transpiration est chez lui moins abondante que de coutume, son corps lui paraît plus frais et souvent son appétit est accrû. C'est surtout dans les névroses anomales, dans l'hypochondrie, la chorée, etc,; chez les femmes nerveuses et chez les personnes épuisées par une cause quelconque, qu'on a retiré, à la Motte, d'heureux effets de l'emploi de ces bains.

En demi-bains. — Je dirai peu de choses des demi-bains, on les emploie à la Motte comme ailleurs pour rappeler les menstrues, le flux hémorrhoïdal, produire une action dérivative vers les parties inférieures, et chez les personnes délicates qui ne peuvent supporter les bains généraux. Ils ne diffèrent des demi-bains ordinaires que par l'abondance des principes salins contenus dans l'eau de la Motte, principes qui accroissent beaucoup leur action et les rendent bien plus efficaces dans les cas que je viens de mentionner. Ces réflexions s'appliquent également aux pédiluves et aux manuluves.

En douches. — Je ne parlerai pas des douches *descendantes* et *latérales*, car je n'aurais rien de particulier à en dire; tout le monde connaît leur mode d'action. C'est sous cette forme que les eaux de la Motte sont le plus employées. Administrées en douches *ascendantes*, elles ont, par leurs propriétés résolusive, excitante et tonique, rendu, jusqu'à ce jour, de bien grands services. C'est surtout dans certaines constipations opiniâtres, dans le relâchement de l'utérus ou du vagin, dans les ovarites chroniques, dans les prostatites chroniques, etc., qu'elles ont eu d'heureux résultats.

L'on peut aussi, à la Motte, administrer des douches écossaises et de vapeur.

En injections. — Ces eaux, employées en *injections* dans les trajets fistuleux, les plaies atoniques, les ulcères, etc., ont souvent modifié d'une manière heureuse ces diverses maladies et amené des guérisons désirées quelquefois depuis bien des années.

De cet aperçu, certes bien incomplet sur l'action des eaux de la Motte et de la connaissance des corps qui les minéralisent, je pourrais déduire quelles sont les maladies contre lesquelles la théorie semble justifier leur emploi et dans quels cas au contraire elle paraît le contre-indiquer. Mais ce travail m'entraînerait hors des bornes que je me suis tracées; aussi ne ferai-je qu'énumérer les affections contre lesquelles l'expérience et la renommée ont depuis longtemps attesté l'efficacité de ces eaux. J'en emprunterai la liste au rapport que mon prédécesseur le docteur Gachet adressa, il y a deux ans, au ministre de l'agriculture et du commerce. La juste réputation de savoir et de probité qu'il s'était acquise et les longues années qu'il a passées à l'établissement de la Motte seraient, s'il en était besoin, un sûr garant de la certitude de la puissance curative de ces eaux dans les affections que je vais citer.

Les rhumatismes articulaires chronique, musculaire, goutteux, méritent à plus d'un titre la première place dans ce catalogue des infirmités humaines. Ce sont eux qui peuplent en grande partie les établissements thermaux.

L'action si puissamment résolutive des eaux de la Motte, leur haute température, le grand nombre de principes salins qu'elles contiennent et qui les rendent éminemment propres à tonifier l'organisme, à irriter la surface cutanée et à provoquer d'abondantes transpirations, suffisent et au-delà pour expliquer les nombreux succès que l'on en obtient dans ces maladies.

Viennent ensuite la goutte, dont j'ai parlé longuement plus loin, les scrofules, les engorgements des glandes ; le mal de Pott, les ostéites et périostites, les tumeurs blanches, les maladies vénériennes invétérées, les gonorrhées anciennes, la carie, les luxations spontanées, les fausses ankiloses, les suites d'entorse, l'atrophie et les rétractions des membres, la myélite, les paralysies diverses excepté toutefois celles qui sont dues à une hémorrhagie cérébrale récente. Je me sers à dessein du mot récente, car si l'hémorrhagie a eu lieu depuis quelques temps déjà et si le sang ne paraît pas avoir une tendance prononcée à se porter vers l'encéphale, les paralysies dans ce cas sont souvent guéries ou heureusement amendées par l'usage des eaux de la Motte. Si l'expérience n'avait déjà proclamé cette vérité, l'analogie suffirait pour nous en convaincre. En effet, les eaux de Bourbonne-les-Bains et celles de la Motte présentent entre elles beaucoup de points de ressemblance, l'Académie royale de médecine l'a elle-même proclamé. « La composition de l'eau de la Motte « a quelques rapports avec celle de Bourbonne qui renferme

« aussi du brômure alcalin à côté de chlorure de sodium (1), »
et elles ont à peu près la même température. Or, personne
n'ignore que depuis longtemps les eaux de Bourbonne
sont employées avec succès contre les paralysies partielles
ou générales et même contre celles qui sont la suite d'une
affection ou d'une hemorrhagie des centres nerveux. Les
eaux de la Motte jouissent de la même vertu.

Il faut enfin ajouter aux maladies précédentes, la plupart
des ulcères, les anasarques ou œdèmes qui ne sont pas dus
à une affection organique du cœur ou des organes thora-
ciques, la leucorrhée, la chlorose, les métrite, ovarite
et prostatite chroniques, l'asthme essentiel, la bronchite
chronique, les faiblesses de constitution, les entéralgies,
l'hypochondrie et presque toutes les névroses.

Je pourrais augmenter, et de beaucoup, cette énumé-
ration, mais telle qu'elle est, elle me paraît plus que suffisante pour faire bien apprécier quels malades on doit
envoyer à la Motte ; tous les doutes seront du reste levés,
s'il pouvait y en avoir encore, quand j'aurai dit dans quels
cas leur emploi est contre-indiqué.

Si ces eaux sont utiles 1° dans les maladies de la peau
qui sont la conséquence d'une débilité ou d'une affection
lymphatique comme dans la teigne vraie, l'éléphantiasis
des arabes ; 2° dans celles qui, comme la dartre ron-
geante, tiennent souvent à un vice scrofuleux ; 3° dans ces
affections cutanées, si variées dans leurs formes, et qu'on
connaît sous le nom de *syphilides* ; 4° enfin dans celles qui
alternant avec la goutte ou le rhumatisme paraissent en être

(1) Rapport sur les eaux de la Motte, lu par M. Henry à l'Académie royale
de médecine le 16 février 1841.

l'écho : il est vrai de dire aussi que l'excitation si prononcée qu'elles produisent sur la peau les rend nuisibles, dans toutes les autres maladies de l'appareil cutané qui ne ren—trent pas dans les quatre catégories dont je viens de parler.

Elles sont surtout contraires dans les affections orga—niques du cœur et du cerveau, dans les anévrysmes, les hémorrhagies dites actives, lorsqu'il y a prédisposition appoplectique et dans toutes les maladies inflammatoires à l'état aigu.

La nature des affections qu'on traite à la Motte, la grande quantité de principes minéralisateurs que contiennent ces eaux et surtout les effets si variés qu'on obtient des divers modes suivant lesquels on les administre, rendent presque toujours superflu l'emploi de tout autre agent thé—rapeutique. Cette faculté de pouvoir se passer de tout autre médicament que les eaux est d'une importance qu'a bien su signaler le savant rapporteur de la commission des eaux minérales. « Il est également important qu'ils « (les inspecteurs) administrent autant que possible le « liquide minéral à l'exclusion de tout autre remède, car « s'ils leur associent des substances pharmaceutiques, il « devient très-difficile, pour ne pas dire impossible, de « distinguer dans le résultat de ce traitement ce qui appar— « tient aux eaux, d'avec ce qui est dû aux préparations « adjuvantes (1). »

Les eaux de la Motte prises surtout en bains et en douches et à une haute température produisent, mais bien rarement, une maladie de la peau qui se manifeste le plus

(1) Ph. Patissier, loco cit.

souvent sous forme de plaques *scarlatinoïdes* ou d'*urticaire*. Cette *poussée*, puisque c'est le nom qu'on a donné à la production de ce phénomène bien fréquent dans certains établissements d'eaux minérales naturelles, est généralement considérée comme d'un heureux augure. Cependant, quoique l'apparition de ces exanthèmes soit souvent l'avant-coureur d'une guérison prochaine, on ne doit pas chercher à la provoquer, car je l'ai vu accompagnée de symptômes qui me prouvaient qu'évidemment les eaux avaient été nuisibles ou administrées d'une manière inoportune. Du reste, comme je l'ai dit, ces poussées sont fort rares à la Motte. Des urines abondantes, de fortes transpirations, quelques effets purgatifs, voilà ce qu'amène le plus ordinairement l'usage de ces eaux. Souvent encore la guérison ou le soulagement a lieu sans crise aucune, d'une manière presque insensible par *lysis* enfin.

Il est un ordre de maladies contre lesquelles les eaux de la Motte manifestent leur puissance par une action particulière; je veux parler des maladies vénériennes invétérées, presque toujours, après quelques jours de traitement, les symptômes paraissent s'aggraver, les ganglions surtout se tuméfient et quelquefois deviennent douloureux, en un mot le mal paraît avoir, de l'état chronique, passé à l'état aigu. Mais bientôt si le malade continue l'usage des eaux, tous ces symptômes s'amendent, chaque jour il voit diminuer ses souffrances et recouvre enfin la santé qu'on avait vainement cherché à lui rendre par l'emploi d'autres agents thérapeutiques. Je dois dire que mon prédécesseur employait des préparations mercurielles, dès que les phénomènes annonçant l'exaspération du mal s'étaient montrés, et qu'il s'est toujours loué d'avoir agi ainsi. J'ai suivi son exemple et obtenu les mêmes résultats. Le mercure est, comme il l'a dit, le seul médicament qu'il eut l'habitude de joindre à l'usage des eaux. Cette pratique était d'ailleurs la conséquence de ce fait depuis longtemps acquis à la science, savoir : que l'on peut, sous l'influence d'un traitement thermal, administrer le mercure à des doses qui, dans d'autres circonstances, ne manqueraient pas de provoquer la manifestation de fâcheux accidents, et que ce remède s'est toujours montré alors d'une grande efficacité.

« Quand bien même la dissemblance des propriétés « physiques et chimiques des sources les plus renommées « ne ferait pas pressentir une différence dans leurs vertus « médicinales, l'observation clinique d'accord avec la « tradition des siècles, n'a-t-elle pas fait la part de plu- « sieurs d'entre elles (1) ?

Si nous essayons de rechercher quelle est cette part pour les eaux de la Motte, l'*analyse chimique*, l'*observation clinique* et la *tradition des siècles* seront d'accord pour nous les signaler comme puissantes surtout contre les affections du système lymphatique. En effet l'expérience avait déjà proclamé au temps de Chorier leur efficacité contre ces maladies, et il a fallu pour cela que les faits parlassent bien hautement en leur faveur, car à cette époque on ignorait à peu près quels étaient les principes qui minéralisaient ces eaux, et l'on ne pouvait invoquer à l'appui de cette opinion l'influence incontestable que devaient avoir sur ces affections les corps nouveaux dont l'analyse de

(1) Rapport sur les eaux minérales, p. 16, 1841, par M. Patissier.

l'Académie royale de médecine vient récemment de démontrer l'existence dans ces sources précieuses. Ainsi, réputation fondée sur les guérisons que depuis trois siècles au moins les malades atteints d'affections du système lymphatique obtiennent chaque année de l'emploi des eaux de la Motte, et démonstration évidente de la présence dans ces eaux d'agents thérapeutiques éminemment propres à agir sur ce système et à le modifier, telles sont les deux puissantes raisons qui me font de nouveau répéter après Chorier « on ne trouverait pas ailleurs de remède plus « efficace contre les *maladies froides.* »

Enfin le paragraphe suivant du rapport de M. Patissier que je ne saurais citer trop souvent, serait bien fait pour convaincre ceux qui pourraient douter encore. « Aujour— « d'hui que les chimistes sont parvenus à découvrir la « présence du brôme (qui, comme on le sait, a beaucoup « d'analogie avec l'iode) dans les sources de Bourbonne, « Balaruc, la Motte et dans l'eau de mer, il est facile de « se rendre compte de la puissance curative de ces eaux « contre les nombreux désordres de l'affection scrofuleuse. « Je puis affirmer, dit M. Lemolt, avec la confiance que « me donnent vingt années d'observations aux eaux de « Bourbonne, qu'on peut, sous leur influence prolongée, « guérir la plupart des maladies du système lymphatique. » Ce que M. Lemolt dit des eaux de Bourbonne, je le dis aussi de celles de la Motte si voisines des premières par leur composition et leur température, et qui ne se sont pas jusqu'à ce jour montrées moins puissantes.

Leur analyse a été faite par Nicolas en 1777, par Bilon au commencement du xixᵉ siècle, par le docteur Billerey en 1830, par MM. Gueymard et Breton, professeurs à la faculté des sciences de Grenoble en 1836, par M. Leroy, professeur à la même faculté, en 1839, et enfin en 1840 par l'Académie royale de médecine sur la demande du ministre d'agriculture et du commerce. Les résultats obtenus par ces chimistes distingués offrent entre eux beaucoup d'analogie, anssi ne donnerai-je ici que la dernière de ces analyses, celle qui a été faite par l'Académie.

	Source du Puits, sur 1000 grammes.	Source de la Dame, sur 1,000 grammes.
Acide carbonique libre.	Quantité indéterminée.	
Carbonate de chaux (primitivement à) — de magnésie (l'état de bi-sel.)	0,80	0, 64
Sulfate de chaux.	1,65	1, 40
— de magnésie.	0,12	0, 10
— de soude anhydre	0,77	0, 67
Chlorure de sodium	3,80	3, 56
— de magnésium	0,14	0, 12
— de potassium.	0,06	0, 05
Brômure alcalin.	0,02	traces sensibles.
Silicate d'alumine	0,02	0, 05
Crénate et carbonate de fer	0,02	0,014
Manganèse	traces.	traces.
Eau	992,60	995,396
	1,000,00	1,000,000

Je n'essaierai pas de démontrer quelle puissance thérapeutique doivent avoir des eaux minérales qui, sur 1,000 gr., contiennent 7 gr. 40 cent. de matières fixes, composées surtout de chlorure de sodium à la dose de 3 gr. 80 cent. de sulfate de soude, de sulfate de magnésie, de crénate et carbonate de fer, etc., et enfin de près d'un demi-grain par litre de brômure alcalin : je ne rappellerai pas qu'à l'Académie des sciences, séance du 3 janvier 1831, M. Magendie,

lisant un rapport sur l'emploi de l'iode et du brôme, a dit
qu'il avait lui-même traité, à la Salpétrière, avec un
succès rapide et inespéré, et au moyen de ces deux corps,
un grand nombre de scrofuleux classés parmi les incurables
de cet hospice : que M. V. Bailly a, après lecture faite par
M. Henry, d'un rapport sur les eaux de la Motte, prononcé
à l'Académie royale de médecine, les paroles suivantes :
« Le brôme est, par ses propriétés chimiques, voisin de
« l'iode, lequel nous a rendu et nous rend chaque jour de
« si grands services. Il est même placé avant lui dans la
« série des corps électro-négatifs. On pouvait donc *à priori*
« en conclure que ses vertus seraient équivalentes. Mais ce
« que la science ne faisait que présumer, l'expérience est venu
« le confirmer ; or, sans parler de mes travaux sur le
« brôme, que j'ai beaucoup employé, on peut citer les
« bons succès qu'en ont obtenu les docteurs Magendie et
« Pourché, dans les affections lymphatiques, et surtout
« dans les maladies scrofuleuses. »

Mes honorables confrères connaissent comme moi la
puissance de ces corps, comme moi ils ont su l'apprécier,
aussi terminerai-je ce travail en citant quelques observations sur lesquelles j'ose appeler toute l'attention de leur
esprit judicieux et pratique.

RHUMATISMES.

L'an passé, un des honorables docteurs de Grenoble,
professeur de chimie à la faculté des sciences et à l'école préparatoire de médecine et de pharmacie de cette ville, eut à supporter, pendant près de trois mois, les atteintes cruelles d'un
rhumatisme articulaire aigu ; venu à la Motte pour hâter sa

guérison, il a bien voulu m'autoriser à publier ici la lettre suivante où il a consigné son observation et quelques réflexions médicales auxquelles son caractère et son savoir assurent un intérêt bien puissant. Auteur d'une *Notice sur les eaux minérales du département de l'Isère*, M. Leroy pouvait mieux que personne apprécier l'action des eaux de la Motte qu'il a employées pour lui-même et dont il a donné, en 1839, une bonne analyse.

« Monsieur et honoré confrère,

« Ayant fait usage, l'année dernière, des eaux de la Motte pour un rhumatisme aigu des plus graves, vous désirez que j'indique moi—même, et les motifs qui m'avaient porté à les préférer à toutes—autres, et les effets avantageux que j'en ai éprouvés. C'est un désir que j'accueille d'autant plus volontiers qu'il me fournit l'occasion de m'acquitter envers elles d'une dette de reconnaissance pour tout le bien qu'elles m'ont fait.

« Sujet, depuis un certain nombre d'années, à des douleurs rhumatismales vagues dont les organes fibreux paraissent être principalement le siége, j'avais employé contre elles, soit pour me soulager, soit pour les prévenir et les bains de vapeur pris à domicile, et les eaux d'Aix-en-Savoie. J'avais usé de ces dernières à trois époques diffé-rentes et notamment en 1840 ; il est vrai de dire toutefois que je m'y étais rendu, cette année-là, plus par besoin de distraction que par besoin de santé. Au mois de mai 1841, je vis renaître mes douleurs sous une force nouvelle, et avec plus d'intensité que jamais. Depuis trois semaines environ je ressentais du malaise, et les froids du printemps auxquels je m'étais imprudemment exposé m'avaient donné une otite double et assez grave dont la résolution se montrait difficile, lorsqu'en 24 heures je me trouvai pris par les principales articulations, au point de ne pouvoir quitter le lit; c'était une atteinte de rhumatisme aigu avec tout son douloureux cortége; malaise extrême, anxiétés, douleurs horribles, impossibilité de me mouvoir, fièvre vive, insomnies, etc., etc., en un mot avec tous les symptômes compagnons ordinaires de cette affection. Attaquant tour à tour les diverses articulations et ne s'amendant que très-lentement par l'emploi alternatif des saignées, des bains chauds, des bains de vapeur et de tous les autres moyens qu'on jugea à propos d'employer, mon mal me retint pendant près de trois mois dans la chambre. En effet, je me mis au lit le 13 mai et le 31 juillet je n'avais encore pu faire que quelques courtes promenades. Je marchais difficilement, et ne pouvais rester longtemps dans la même position, car j'étais d'une faiblesse extrême, et toutes les parties que le rhumatisme avait parcourues étaient encore douloureuses. Je citerai surtout les épaules, les coudes, les articulations nétacarpiennes et phaleugiennes des deux mains qui, gonflées, raides et très-sensibles ne me permettaient presque d'exécuter aucun mouvement, de sorte que je ne pouvais, ni m'habiller, ni porter ou saisir facilement aucun objet. Les membres inférieurs n'avaient pas été moins maltraités que les supérieurs et se trouvaient à cette époque, c'est-à-dire au 30 juillet, dans le même état à peu près que ces derniers. Je voyais la résolution de tous ces engorgements se faire avec une peine infinie, des récidives fréquentes

venaient la troubler, et sa marche était d'autant plus lente
que ma faiblesse était extrême. Mes forces, en effet, soit
au milieu d'aussi vives souffrances, soit par le traitement
actif qu'elles avaient exigées, s'étaient épuisées à un tel
point qu'une infiltration presque générale avait, pendant
quelque temps, compliqué ma maladie. Je conservais encore
de la bouffissure au visage et avais les jambes très-engorgées
le soir, en même temps que mes nuits étaient toujours
pénibles et accompagnées de sueurs débilittantes et passives
lorsque j'atteignis la fin de juillet. Il fallut alors me décider
à aller aux eaux, ayant à leur demander un rétablissement plus
prompt et plus sûr que celui que pouvait me promettre, soit
le temps, soit toute autre médication. J'ai dit que j'avais usé
plusieurs fois des eaux d'Aix : cette considération ainsi que la
crainte de m'éloigner trop de Grenoble me fit, sans balancer,
préférer celles de la Motte. Je connaissais, d'ailleurs, leur
mérite, et j'avais plusieurs fois rencontré des malades, qui
leur devaient une guérison qu'ils avaient vainement cherchée à
d'autres sources. Mon choix ne fut donc pas douteux, et je
puis dire n'avoir eu qu'à m'en féliciter. Je fis deux saisons,
l'une du 31 juillet au 20 août, l'autre du 28 août au 8
septembre, les séparant ainsi par un intervalle qui me parut
convenir à mon état de faiblesse, et prenant les eaux,
comme vous le savez, alternativement en bains et en
douches, sans toutefois en faire usage tous les jours,
un peu de repos me paraissant nécessaire, vu mon état
d'irritabilité, conséquence de ma faiblesse. Je crois, en effet,
qu'user des eaux trop activement et d'une manière continue,
c'est s'exposer à en être fatigué, tandis qu'un peu de
rémission ménage les forces et permet de mieux apprécier

leurs effets. Quoiqu'il en soit, c'est par leur usage que j'ai vu se calmer les douleurs qui me restaient encore et se résoudre rapidement les divers engorgements que je conservais aux articulations des épaules, des doigts et des genoux. Dès ce moment, les mouvements se rétablirent rapidement, en même temps que sous l'influence du climat salubre de la Motte et de tous les bons soins que j'y ai reçus et qu'on m'a prodigués avec un empressement qu'il m'est doux ici de reconnaître, j'ai repris l'appétit, le sommeil, un bien-être assez complet et une dose de forces qui m'a permis, après de si longues souffrances, de pouvoir revenir à mes occupations ordinaires et braver toutes les rigueurs de l'hiver que nous avons traversé.

« Après vous avoir parlé des eaux de la Motte en ce qui m'est personnel, me permettrez-vous, mon cher collègue, d'ajouter quelques réflexions sur leur usage en général. Je ne veux point parler ici des améliorations matérielles que peut réclamer encore l'établissement, parce que le propriétaire, indépendamment de tout ce qui a déjà été fait, travaille sans cesse à les accroître, mais seulement de l'emploi thérapeutique des eaux elles-mêmes. Je crains que leur réputation justement méritée pour le traitement des affections rhumatismales, en leur créant cette spécialité, n'ait fermé les yeux sur les avantages qu'elles peuvent offrir, dans une foule d'autres maladies où elles me paraissent devoir convenir parfaitement, surtout en variant leur mode d'administration trop subordonné à l'idée restreinte qu'on s'en faisait. Prises en douches et en bains très-chauds, d'une courte durée par conséquent, ces eaux provoquent une vive réaction sur la peau et d'abondantes sueurs et sont alors

vraiment efficaces contre les rhumatismes. Mais elles ne doivent pas l'être moins dans une foule d'autres cas ; ainsi en
les employant en bains seulement tièdes mais prolongés , nul
doute qu'elles n'aient une action altérante qui les rende
infiniment utiles dans un grand nombre de circonstances ,
comme dans la débilité , les humeurs froides , les ulcères
atoniques , les tumeurs blanches , les caries., etc. , c'est ce
que laisse tout-à-fait supposer la richesse et la nature de
leurs principes minéralisateurs. D'ailleurs , administrées à
cette température , ne seraient-elles pas plus faciles à
supporter par les constitutions nerveuses et dans les cas
nombreux où des irritations internes compliquent les
maladies ?

« Ajouterai-je que le local est très-sain , et que par sa
position élevée il est très-propre à réaliser la plupart des
effets utiles dont je viens de parler. Comme tel , en effet ,
il convient parfaitement au traitement d'une foule d'états
morbides , toutes les fois , par exemple , qu'ils se trouvent
compliqués d'une disposition lymphatique ou d'un état de
cachexie , suite d'une longue convalescence. J'en ai fait
l'expérience en y recouvrant moi-même une dose de forces
et une activité de fonctions digestives que j'aurais vainement demandées à toute autre séjour. Vous savez, à cet égard,
ce que j'ai dit de l'influence salutaire des lieux élevés sur le
traitement d'une foule d'affections , dans mon *essai sur les
eaux minérales du département de l'Isère*. J'ai vu mes idées
généralement adoptées par les médecins, et notamment par
M. Dupasquier dans son ouvrage sur les eaux d'Allevard.
Je ne puis que persister dans mon opinion , surtout à l'égard
de la Motte , étant dans l'intime persuasion que cette

circonstance ajoute encore à la puissance des eaux lorsqu'il y a relâchement de la fibre, atonie, débilité, etc. On sera d'autant plus sûr d'atteindre ce but qu'on pourra, comme je l'ai dit et comme il est facile de le faire, varier davantage et selon les circonstances le mode d'emploi de ces eaux.

« Agréez, mon cher collègue, avec l'expression de ma reconnaissance pour les bons soins que j'ai reçus de vous, l'assurance de mon dévouement affectueux. »

A. LEROY.

Convaincu de la puissance curative des eaux de la Motte et désireux de concourir à la prospérité d'une source aussi précieuse, mon savant confrère, le docteur A. Gras a bien voulu me donner cette observation que je m'empresse de publier ici.

A mon honorable confrère, le docteur Buissard.

« Parmi les nombreux cas de guérison obtenus au moyen des eaux de la Motte, et que j'ai eu occasion d'observer; l'exemple suivant m'a surtout frappé.

1re Obs. — N...., de la commune de St–M... (Isère), âgé de 50 ans, robuste, un peu buveur, était affecté depuis longtemps de douleurs vagues dans diverses articulations, maladie pour laquelle il n'avait pourtant consulté aucun médecin. Il s'endormit un jour dans un champ après avoir fauché et s'éveilla bientôt avec une légère douleur à l'épaule gauche. Cette douleur s'accrût jusqu'au soir et pendant la nuit devint tellement intolérable qu'elle arrachait des cris au malade. Appelé près de N... je le trouvai couché sur le dos, la face grippée exprimant la souffrance, le moindre attouchement réveillait la douleur et tout mouvement était impossible; du reste, très-peu de fièvre, et à peine remarquait-on un léger gonflement dans l'articulation de l'épaule. (saignée, vingt sangsues sur l'épaule, cataplasmes émollients arrosés d'huile d'amandes douces, fleurs de violettes pour tisane et potion opiacée). Le lendemain et les jours suivants, diminution de la douleur, les mouvements furent possibles quoique encore douloureux; le gonflement paraît avoir disparu et on peut palper l'épaule sans arracher des cris au malade. Mais à partir de cette époque le mal reste stationnaire, les narcotiques à l'intérieur et à l'extérieur, la teinture de colchique et un vésicatoire n'amenèrent aucun amendement. Après deux mois de souffrances le malade se rend aux eaux de la Motte et revient au bout de 15 jours complètement guéri.

ALBIN GRAS,

Professeur à l'école préparatoire de médecine et de pharmacie.

RHUMATISME ARTICULAIRE CHRONIQUE ET EMBARRAS GASTRIQUE.

2e OBS. — M. J... A..., de G... (Isère), âgé de 41 ans d'un tempérament lymphatique et d'une constitution médiocre, habitait un appartement humide. Il ressentit, pour la première fois, il y a 3 ans, des douleurs dans les genoux, douleurs qui abandonnèrent ces articulations pour se porter aux pieds d'abord et aux reins ensuite.

Etat actuel. — A son entrée à l'établissement le 7 août 183.., M. A... marche avec difficulté, ses pieds, le gauche surtout, sont douloureux et un peu gonflés et les

reins le font encore souffrir. M. A. est pâle, a de l'inappétence, des aigreurs et des nausées. Son sommeil est
paisible, ses souffrances la nuit nulles, mais le matin il'a
beaucoup de peine à marcher et il ressent alors de vives
douleurs dans la région plantaire. Parti le 28 août, le
malade a bu quatre à cinq verrées d'eau le matin et pris
vingt bains ou douches. A cette époque, les articulations des
pieds jouissaient de la liberté de tous leurs mouvements
et l'enflure avait entièrement disparu, il n'éprouvait plus
de douleurs dans les reins ni dans la région plantaire et il
pouvait marcher aussi bien qu'avant sa maladie. Son teint
était meilleur, son appétit bon et ses digestions faciles.

Nota. Cette observation, que j'ai trouvée dans les
papiers de mon prédécesseur, m'a paru d'autant plus
digne d'être rapportée ici que je me suis assuré que la
guérison avait été durable.

RHUMATISME ARTICULAIRE CHRONIQUE.

3e Obs. — M. D., de B. (Rhône), négociant, âgé de
36 ans, d'une constitution forte, d'un tempérament
lymphatique 'et d'un embompoint assez prononcé, a eu,
dans son enfance, la *teigne*, la petite vérole (il n'a pas été
vacciné) et des maux de ventre fréquents. Il a les cheveux
châtains foncés et le teint pâle. Il y a 12 ans, ayant fait à
pieds une course forcée pour atteindre une diligence dans
laquelle il monta tout couvert de sueur, il se sentit bientôt
le corps glacé et passa toute la nuit dans cet état. Le sur-
lendemain, lorsqu'il voulut descendre de son lit ses membres
étaient douloureux et engourdis ; cependant il parvint à se

lever et à continuer son voyage. Mais très-souvent, depuis cette époque, il ressentit dans les diverses articulations des douleurs telles qu'elles le contraignaient à garder la chambre. Il a fait des frictions, pris des bains de vapeurs, des douches, etc., et tout cela sans succès. Enfin, en 1839, il vint aux eaux de la Motte où il prit un bain à 37° et onze douches de 42 à 44° c. et sans mettre entr'elles un seul jour d'intervalle. M. D... n'a pas, depuis, éprouvé de douleurs rhumatismales; mais le jour où il quitta l'établissement de la Motte il éprouva des palpitations et des étouffements tels qu'il lui était impossible de monter et même de marcher. Il resta environ deux mois dans cet état, mais de nombreuses applications de sangsues à l'anus, et des hémorrhoïdes qui se sont montrées depuis quelque temps ont rendu bien moindres les douleurs et les étreintes qu'il éprouvait à la région du cœur. Il y a deux ans qu'il eût de violentes colliques, on lui fit deux fortes saignées, on lui appliqua des sangsues sur l'abdomen et il urina du sang, dit-il, pendant près de quinze jours.

Tel est le récit que m'a fait, l'année passée, M. D..., à la Motte où il vint pour affaire. Cette brusque apparition d'une affection du cœur succédant à un rhumatisme que venait de faire disparaître un traitement thermal assez actif, m'a paru un fait assez important, (surtout aujourd'hui qu'on connaît la coïncidence qui existe entre les rhumatismes articulaires et les maladies du cœur) pour mériter de trouver place ici. Aussi, priai-je M. D... de vouloir bien me permettre de l'ausculter; voilà le résultat de mon examen :

Embompoint prononcé, pouls régulier, plein, 78 pulsation, organes respiratoires et voies digestives en bon état,

et hémorrhoïdes récentes. La matité de la région précor‑
diale ne présente rien d'anormal et la main appliquée sur le
cœur ne perçoit aucuns battements. L'auscultation m'a fait
reconnaître que ceux-ci étaient réguliers, rapides et
éloignés quoiqu'on les entende fort bien.

Le moindre exercice fait éprouver au malade une grande
gêne de la respiration ; il ne peut tenir que le décubitur
dorsal, et s'il veut se coucher sur un des côtés, sur le
gauche surtout, il est promptement réveillé et ce n'est
qu'avec précaution qu'il faut qu'il se place sur le dos, tant
est douloureux l'engourdissement que lui cause le décubitur
sur les côtés. Enfin il éprouve à chaque instant une douleur
qu'il compare à celle que devrait produire une main qui
vous étreindrait le cœur.

RHUMATISME ARTICULAIRE CHRONIQUE.

4e Obs. — M. P... C..., de D... (Drôme), âgé de 34
ans, maçon, ayant les cheveux noirs, d'une constitution
forte, d'un tempérament bilioso‑sanguin, marié, père de
quatre enfants, et ayant eu la petite vérole (il n'a pas été
vacciné) contracta, il y a treize ans, une fièvre quotidienne
qui dura cinq mois. Il prit, il y a deux ans, un rhumatisme
articulaire aigu qui envahit tour à tour les diverses articu‑
lations et le retint quarante‑huit jours au lit. On le traita
par des sangsues et des bains. Après ce temps, les douleurs
se fixèrent sous la plante des pieds et elles étaient si fortes,
le soir surtout, qu'il lui était presque impossible de marcher.
Quatre mois après il vint aux eaux de la Motte où il prit
quatre bains de 36 à 40° c. et dix douches de 42 à 45° c.

Il partit, après ce traitement, faible mais ne souffrant plus; peu à peu ses forces sont revenues et il se trouve aussi bien portant qu'avant sa maladie. M. P... C... est revenu en 1841 à la Motte pour assurer, dit-il, sa guérison. A cette époque, c'est-à-dire un an après son traitement thermal, il se portait très-bien, et l'examen le plus attentif m'a fait voir que, chez cet homme, les organes respiratoires et circulatoires étaient dans un état parfait d'intégrité.

RHUMATISME ARTICULAIRE CHRONIQUE.

5e Obs. — Le sieur M..., âgé de 36 ans, nervoso-sanguin, d'une faible constitution, a éprouvé, dans l'espace de douze ans, trois ou quatre attaques de rhumatisme qui ont successivement envahi les grandes articulations des membres, et qu'on a toujours avantageusement combattu par les saignées et les bains généraux. Lorsqu'il arrive à la Motte, M... est malade depuis cinq à six mois pour avoir, dit-il, habité un appartement nouvellement réparé. Les saignées et les bains ont été employés, cette fois, sans succès. M... ne marche qu'avec une extrême difficulté et ressent des douleurs vives dans les pieds, les genoux, les épaules et les mains. Ces parties, fort tuméfiées, ne permettent que des mouvements très bornés. Les mains sont plus particulièrement affectées, toutes les articulations des doigts sont fort engorgées et ceux-ci, demi-fléchis, ne peuvent s'étendre, ni se fléchir complètement. Le malade est pâle, amaigri et peut à peine se servir de ses mains même pour les actes qui exigent le moins de force. Pendant son séjour, M... a bu chaque jour quelques verrées

d'eau, il a pris un bain et dix-sept douches. A son départ
il marche plus facilement, les douleurs sont à peu près
dissipées, la flexion et l'extension des doigts est facile et
la tuméfaction des parties malades a considérablement
diminuée. Trois semaines après, ce malade était guéri.

SCIATIQUE.

6ᵉ Oʙs. — M. B... de G... (Isère), âgé de 35 ans,
d'une constitution moyenne et d'un tempérament sanguin,
fut atteint de lumbago, au mois de janvier 1836, lequel
dura trois semaines. Au mois de février suivant des douleurs
vives se manifestèrent le long du nerf sciatique, et cédèrent enfin, après quinze jours, à une application de vingt
sangsues. Depuis cette époque aucune douleur ne se fit
sentir jusqu'au mois d'août de la même année. A son
arrivée à la Motte le 10 de ce mois, le malade éprouve
depuis quelques jours une douleur vive le long du nerf sciatique lorsqu'il marche, ce qu'il ne peut faire que le membre
inférieur droit tendu, car sa flexion est douloureuse et
même impossible. Il ne souffre ni la nuit, ni quand il est
assis, il a l'appétit bon et son état de santé est, cela
excepté, très-satisfaisant.

Le premier bain a fait diminuer la douleur et la première
douche l'a complètement enlevée. Après cette dernière on
a pu presser le membre suivant la direction du grand nerf
sciatique sans éveiller la moindre souffrance, ce qui n'avait
pas lieu auparavant. Enfin, M. B..., après un bain et six
douches a pu marcher facilement et faire plusieurs lieues

à pieds sans éprouver la plus légère douleur, et sa guérison a été, jusqu'à ce jour, durable.

SCIATIQUE.

7e Obs. — M. H..., de M... (Isère), juge, âgé de 34
ans, fortement constitué et d'un tempérament nervoso-
sanguin, malade depuis quatre ans, vint, il y a deux
ans, à la Motte pour un lumbago qui le faisait fréquemment
souffrir et dont il est parfaitement guéri. A son entrée à
l'établissement, en 1836, M. H... se plaint d'une douleur
aiguë qui, partant de la partie postérieure de la fesse
gauche, s'étend jusqu'au mollet en suivant le trajet du nerf
sciatique. Il éprouve aussi, dit-il, une légère douleur dans
le bras gauche. Sa sciatique existe depuis un mois.

A son départ de l'établissement, M. H..., a pris
quatorze douches de 42 à 45° et est resté environ cinq à
dix minutes dans le bain après chaque douche. Il n'a pas bu
d'eau minérale. A la fin de ce traitement le malade n'éprouvait plus aucune douleur, ni dans le bras, ni dans la cuisse,
et son membre inférieur gauche était aussi libre et aussi
dispos que le droit. Son mal n'a pas reparu depuis.

LUMBAGO.

8e Obs. — M. M..., de G... (Isère), âgé de 39 ans,
rentier, bien constitué, d'un tempérament athlétique, avait
eu à 18 ans dans les deux épaules, des douleurs qui disparurent, sans traitement, au bout de quatre ans et ne se sont
plus remontrées depuis. En 1829, il fut retenu quinze

jours dans son lit pour un lumbago qui a reparu souvent et quelquefois avec une telle gravité qu'il était forcé de rester couché des mois entiers et souffrant des douleurs aiguës. Enfin, en 1835 et 1836, son mal ayant reparu plusieurs fois sous l'influence d'un refroidissement, ou pour s'être exposé à l'humidité, M. M... se détermina à faire usage des eaux de la Motte. Arrivé le 14 juillet 1836 M. M... ne souffre pas. Il a pris un bain a 37° et douze douches à 42 et 43° c. et bu trois ou quatre verrées par jour. Sous l'influence de ce traitement, le baigneur a eu deux ou trois selles par jour et d'abondantes transpirations.

Depuis cette époque, M. M... n'a plus éprouvé aucune douleur.

DE LA GOUTTE.

Doit-on chercher à guérir la goutte ? Telle est la question que s'est posée la commission de l'Académie royale de médecine dans son rapport sur l'emploi des eaux minérales de Vichy dans le traitement de l'arthrite, et dès le début elle n'hésite pas à répondre affirmativement : « Quant à nous, dit-elle, nous ne voyons pas trop pour— « quoi on ne s'efforcerait pas de guérir la goutte aussi « bien que les dartres, les écrouelles, surtout si l'on « parvient à changer la constitution des humeurs et à dé— « truire ainsi le principe de la maladie. » Je partage entièrement cette manière de voir ; fort de quelques faits bien observés, fort surtout de la réputation depuis long-temps acquise aux eaux de la Motte de guérir la goutte ; qu'on me permette d'agiter un instant cette question, heureux si je puis faire partager ma conviction sur l'efficacité de nos eaux , contre cette affection et épargner enfin à tant de malheureux les horribles souffrances auxquelles jusqu'à ce jour ils semblaient être fatalement condamnés.

L'impuissance où l'on fut toujours de guérir la goutte , impuissance si hautement attestée par le nombre vraiment inoui de médicaments qu'on a tour à tour employés ; la fin malheureuse et prématurée de quelques malades qui , victimes d'une médication *empirique* , ont vu leur mal abandonner les articulations pour aller se fixer sur quelque organe important , telles sont les deux principales raisons qui ont fait dire à tant de praticiens distingués qu'on ne devait point chercher à guérir la goutte. La première de ces raisons ne mérite pas vraiment les honneurs de la discussion , car de ce qu'on a pas su ou pu guérir la goutte , il est absurde d'en conclure qu'il ne faut pas chercher à la guérir. Quant à la seconde , quoique appuyée sur des faits qui ne sont malheureusement que trop vrais , elle ne justifie nullement l'assertion que nous combattons. En effet , de ce qu'une médication empirique , inoportune ou mauvaise a eu de fâcheux résultats dans une maladie , on ne peut pas en tirer la conséquence qu'il faut s'abstenir de toute médication dans cette même maladie.

D'ailleurs consultons les faits , ils auront une bien autre puissance que la froide et souvent si stérile argumentation. Si on lit les auteurs , on trouve en foule des exemples d'individus guéris à jamais de la goutte et sans accidents consécutifs , les uns , au rapport de Haller , Baglivi , Morgagni , par le bienfait de diverses évacuations , mais le plus souvent après avoir rendu par les selles une quantité , quelquefois énorme , de cette matière dite tophacée ,

crayeuse, gypseuse, etc.; les autres, au dire de Lieutaud (1),
MM. Magendie (2), Andral (3), etc., après être passé
d'une vie de plaisirs à une vie de privations. Le 24 mars
1840, M. Patissier a lu à l'Académie royale de médecine
un rapport où se trouvent relatées 80 observations de goutte
recueillies à Vichy par M. le sous-inspecteur Petit. Parmi
les malades qui font le sujet de ces observations, quelques-
uns n'ont pas eu d'accès depuis, d'autres en ont encore
eu mais moins fréquents, moins longs et moins douloureux, et un petit nombre n'a pas éprouvé d'amendement.
Ces résultats sont importants sans doute, mais ce que je
veux constater, c'est que l'on a pu employer chez 80
goutteux un traitement actif sans qu'il en soit résulté aucun
accident qu'on puisse lui attribuer. Enfin, comme le dit
M. V. Bailly, « dès l'époque la plus reculée, on a envoyé
« les goutteux à la Motte, » ils y ont été souvent guéris ou
soulagés, et je ne sache pas qu'on ait jamais signalé
d'accident fâcheux comme suite probable de l'emploi de
ces eaux. De ces faits et de bien d'autres qu'on pourrait
encore y joindre, il résulte clairement qu'il est des moyens
par lesquels on peut chercher à guérir l'arthrite sans avoir
rien à redouter. Telle était d'ailleurs l'opinion de l'Hyppocrate
Anglais Sydenham, qui après avoir souffert 34 ans de la
goutte, ne doutait pas qu'on ne découvrît un jour un remède
contre cette maladie.

La découverte de la plupart des médicaments dits
spécifiques est due au hasard. Il suffit de citer le quinquina,

---

(1) Précis de Médecine pratique, t. 2.
(1) Recherches physiologiques et médicales sur la gravelle.
(3) Cours à la faculté de médecine de Paris.

le mercure, l'iode, etc. pour établir d'une manière irré-
fragable la vérité de cette assertion, et si la science est
quelquefois parvenue à donner une raison satisfaisante de
la puissance curative de ces agents thérapeutiques dans
certaines affections, ce n'a été que par des raisonnements *à
posteriori*, mais la première et la principale preuve de
l'action de ces corps pour guérir certaines maladies a été
tirée de l'observation des faits. Eh bien! c'est de l'observation des faits aussi qu'est née la réputation qu'ont les
eaux de la Motte de guérir la goutte, réputation dont elles
jouissent depuis au moins trois siècles, et si, hors du pays
où sont situés ces thermes on l'ignore aujourd'hui, c'est
que depuis l'époque où la tourmente révolutionnaire dispersa
les anciens propriétaires de ces eaux, il n'y a pas eu, à
vrai dire, d'établissement thermal à la Motte (1).

Ces eaux guérissent de la goutte, voilà le fait ; voyons
si la théorie n'en pourrait pas donner une explication
satisfaisante.

Sans rechercher ni discuter ici les diverses opinions
émises sur la nature de la goutte, par les auteurs qui,
depuis Hyppocrate, ont écrit sur cette matière, passons de
suite à l'examen des deux opinions qui, aujourd'hui,
règnent en souveraine dans nos écoles.

On signale généralement comme causes, une nourriture

(1) Leur réputation ne s'est pourtant jamais entièrement éteinte,
car en 1809-1810, Napoléon ordonna à M. de Montalivet père de lui faire
un rapport sur ces eaux où il voulait, disait-il, créer un établissement
militaire. Mais la désastreuse campagne de Russie suspendit l'exécution de
ce projet. L'on trouverait encore, je pense, dans les cartons du ministère
de l'intérieur les pièces relatives à cette affaire.

succulente et plus copieuse que ne l'exigent les besoins du corps, l'abus des excitants et surtout des alcooliques, le passage d'une vie active à une vie sédentaire, l'abus des plaisirs vénériens, l'hérédité, etc. La plupart de ces causes, comme on le voit, tendent à faire naître un état de plethore générale, qui, à son tour, amène dans l'économie un excès d'acide urique et c'est cet excès d'acide urique qui, d'après beaucoup de médecins, engendrerait la goutte. Telle était l'opinion de Murray Forbes, Parkinson, Wollaston, Everard Home, M. Brande, etc. ; assez généralement adoptée et défendue par MM. Roche, Cruveilher, etc., elle est étayée d'arguments certes bien puissants : ainsi, les concrétions tophacées et celles dues à la néphrite ont, d'après les chimistes, une composition identique ; les sueurs des goutteux sont acides pendant l'accès, a dit Berthollet ; d'après lui, Trampel, Hufeland, etc. leurs urines perdent de leur acidité quelques jours avant l'accès, et la recouvrent vers la fin ; la gravelle est souvent la compagne de l'arthrite ; j'ajouterai enfin que j'ai vu moi-même des goutteux qui, après quelques jours de traitement à la Motte, rendaient avec les urines une quantité assez considérable de petites concrétions d'acide urique.

En adoptant cette manière de voir, on admet qu'il arrive un moment où cet excès d'acide ne pouvant plus être excrété par les urines, la transpiration, etc., va, par une prédisposition spéciale, se déposer sous forme de concrétions, dans les reins ou les articulations, de là la gravelle rouge, de là la goutte et ses tophus. Cette opinion rend assez bien raison des succès obtenus à Vichy, succès qui demandent, pour êtres durables, que les malades suivent un régime convenable et fassent souvent usage de boissons alcalines.

On comprendra facilement aussi, comment les eaux de la Motte sont, par leurs propriétés, éminemment aptes à favoriser l'expulsion de l'acide urique et de ses composés hors de l'économie, et à préserver par là, momentanément de la goutte. En effet, ces eaux, les plus riches en principes minéralisateurs, comme l'a dit M. V. Bally, exercent sur la peau une action puissante, elles la tonifient, activent ses fonctions et provoquent, chez ceux qui en font usage, une diaphorèse abondante due à leur composition et à leur température; de plus, elles jouissent à un haut degré comme le constatent tous les écrits qui ont été publiés sur ces eaux, de la propriété d'accroître la sécrétion urinaire; et, sous leur influence, j'ai vu des malades qui rendaient par les urines, comme je l'ai déjà dit, une quantité assez notable de petits graviers d'acide urique, phénomène qu'ils n'avaient jamais observé auparavant. Ainsi pourraient être expliqués les succès qu'on obtient à la Motte, dans le traitement de la goutte.

Cependant, les faits observés à cet établissement font naître contre cette manière d'expliquer la nature de cette affection, une objection que voici: Si le mal arthritique était dû à un excès d'acide urique et de ses composés, il ne suffirait pas de débarrasser l'économie de ces corps, il faudrait encore éviter qu'il s'en formât de nouveaux, soit par un régime convenable, soit par l'usage des boissons alcalines, etc., si non, il devrait reparaître bientôt; et cependant les goutteux qui ont été traités à la Motte n'ont rien changé à leur régime ordinaire, et n'ont pas, malgré cela, vu revenir leur douloureuse maladie. Cet argument, je l'avoue, me paraît puissant, et me porterait à partager l'opinion de ceux qui regardent la goutte comme une affection du système lymphatique.

« Sous l'influence de causes qui ont altéré la digestion et la perspiration, et donné lieu à un état de pléthore, une matière destinée à être excrétée, ne l'a pas été ; le système lymphatique reste engorgé de cette matière qui devient celle de la goutte, » a dit le savant auteur qui a fait, dans le dictionnaire des Sciences médicales, l'histoire de cette maladie. Certes, les arguments ne lui manquent pas pour appuyer et faire prévaloir son opinion ; il sait faire voir combien les idées de Sydenham, Hoffman, Haller, Cullen, lui sont favorables, et il s'appuie surtout de l'autorité, si grande en cette matière, de Mursgrave (1) qui, dans son livre sur la goutte s'est résumé dans cette phrase : « Concludimus ergò, Arthritida non minus quàm scrofulam.... Glandularum in artubus esse morbum. » Sæmmering, montre par des faits que non seulement la goutte suppose l'action des vaisseaux lymphatiques, dans la production des phénomènes qui la composent, mais encore que la solution de cette maladie s'opère souvent par une action sensible de ces vaisseaux. Les recherches que ce savant a faites l'autorisent à penser que la goutte est une inflammation des vaisseaux lymphatiques et à dire « Dubium ampliùs eâ de re mihi nullum. » Combien de médecins, F. Hoffman

(1) De arthritidâ primigeniâ.

entr'autres, ont reconnu et proclamé que les altérations de
la synovie, du tissu des os, que les tumeurs goutteuses, les
dépôts tophacés, etc. découlaient nécessairement d'une
lésion des lymphatiques. Des physiologistes, et Bichat
surtout, ont signalé dans les principaux troncs lymphatiques,
la présence d'une matière crayeuse assez semblable à celle
des dépôts de la goutte. M. Allard, qui a étudié d'une
manière toute spéciale les maladies du système lymphatique, et dont l'opinion est d'un si grand poids, n'hésite
pas, dans son remarquable ouvrage sur l'éléphantiasis à
considérer l'affection athritique comme une maladie de ce
système. Le parallèle que M. Guilbert établit entre
l'érysipèle et cette maladie, lui fournit encore un puissant
argument. Enfin, je terminerai en citant quelques-unes des
phrases du résumé que ce médecin distingué a placé à la
fin de son article : « Une maladie qui naît après une
diminution de la perspiration, lorsque des matières destinées
à être excrétées, sont retenues au-dedans de l'économie,
devait être comme nécessairement lymphatique, et affecter en
particulier un système qui est l'organe général de la perspiration, des excrétions...C'est parce que cette affection est essentiellement lymphatique, qu'elle est aussi essentiellement
mobile; elle suit les lois d'après lesquelles est gouverné ce
système, qui est encore l'organe des métastases et des
crises.... Un signe plus certain de la nature lymphatique
de la goutte, c'est sa présence sur toute sorte de tissus et
d'organes... La sensasion du frisson, l'aura arthritica, ne
sont-ils pas encore des signes du caractère lymphatique qui
appartient à la phlegmasie mobile manifestée sous les appa-
rences de la goutte. Le même caractère se retrouve dans

la manière dont elle affecte les tissus et les organes de notre corps. En effet, tandis que dans les phlegmasies fixes l'affection est, en général, bornée à l'organe ou à la portion d'organe primitivement envahis ; dans la goutte elle s'étend fort irrégulièrement, et sur cet organe, et sur les organes environnants, ce qui tient non-seulement à la mobilité de l'affection, mais encore à ce qu'elle est bien plus l'affection des faisceaux lymphatiques qui se distribuent à la fois à cet organe et aux organes environnants, que l'affection de ces organes eux mêmes... La goutte étant donc une affection lymphatique, il est tout simple qu'elle se fasse remarquer par des produits lymphatiques, des flux lymphatiques, des concrétions et des engorgements qui sont comme le sédiment de ces flux ; mais ces concrétions, ces engorgements pourront, à leur tour, convertir cette affection, originairement mobile, en affection fixe, et cependant solliciter les retours de la même phlegmasie, mobile encore, sur les point où ils existent en vertu d'une loi générale de l'économie. « Ubi stimulus, ibi affluxus. »

Si cette opinion est vérité, je comprends parfaitement pourquoi les goutteux sont guéris à la Motte, et pourquoi aussi ils ne voient pas renaître leur cruelle maladie quoiqu'ils ne changent rien à leur manière de vivre ordinaire. Ces eaux si puissantes, comme je l'ai dit et comme le prouvent mille faits, contre les maladies du système lymphatique, réunissent surabondamment les conditions nécessaires, pour être un remède efficace contre la goutte. En effet, si l'opinion de M. Guilbert sur cette affection est vraie, quel doit être le remède? Laissons-le répondre lui-même : « Un spécifique curatif ne le serait véritablement qu'à la

condition de faire tomber la phlegmasie et d'évacuer à la fois
qualia opportét et per loca convenientia »

Ajoutons que si la théorie semble expliquer d'une
manière satisfaisante la puissance des eaux de la Motte
contre la goutte, les faits parlent encore plus éloquemment en
leur faveur et répétons avec M. Bailly que « dès l'époque
la plus reculée on y a envoyé les *rhumatisans* et les *goutteux*
et comme on continue à leur donner le même conseil, leur
utilité ne saurait être contestée. »

Je vais terminer par l'observation suivante les considéra-
tions que je viens de présenter, mais avant, et j'ai hâte de
le dire, qu'on me pardonne cette trop longue digression à
laquelle je ne me suis livré que dans un seul but, celui
d'appeler sur cette question l'attention de mes honorables
confrères. Depuis longues années, on semblait avoir oublié
que les eaux de la Motte guérissaient de la goutte, n'était-
il pas de mon devoir d'élever la voix contre un semblable
oubli? Le docteur Gachet s'occupait de cette question lorsque la mort est venue le frapper, et j'ai trouvé dans les notes
qu'il a laissées, une observation à laquelle il avait joint les
réflexions suivantes : « Je pourrais rapporter ici d'autres
observations de maladies goutteuses présentant des carac-
tères aussi tranchés, qui ont été avantageusement modifiés
par l'usage de nos eaux. Ces observations remontent, à la
vérité, à une date moins ancienne et appartiennent à des
sujets plus jeunes. Les faits que je possède me font penser
que dans presque toutes les circonstances, un traitement
thermal sagement dirigé, est sans aucune espèce de danger,
et que dans un très-grand nombre de cas il peut être suivi
des plus heureux résultats. »

GOUTTE.

9ᵉ Obs.— M. D., de M. Isère, âgé de 50 ans, biliososanguin, d'une constitution robuste, éprouva pour la première fois, il y a quinze ans, une attaque de goutte. Cette affection ne se montra d'abord qu'une seule fois par an, mais bientôt elle devint plus fréquente et depuis longtemps elle se renouvelle régulièrement deux ou trois fois chaque année. La durée de ces attaques est de trois semaines au moins, et de trois mois au plus. Elles se manifestent ordinairement par une douleur vive, accompagnée de rougeur et de tuméfaction qui se montrent prémièrement au gros orteil, s'étendent bientôt à tout le pied et forcent le malade à garder le lit. Rarement les grandes articulations ont été atteintes. Le moindre mouvement, la pression la plus légère, causent des souffrances insupportables. Ces accidents cessent quelquefois subitement pour se porter tout à coup sur le pied opposé.

Des applications de farine de graines delin composent toute la médication dont on ait fait usage, elles soulageaient ordinairement le malade. A son arrivée aux eaux, M. D... vient d'éprouver une attaque qui a été fort longue et n'est pas encore terminée. Il marche avec peine; le pied droit est tuméfié et douloureux; du reste les fonctions se font bien. Le père de M. D. était affecté de la goutte.

Traitement thermal. — Pendant un séjour de dix jours seulement le malade boit tous les matins trois verrées d'eau thermale. Il prend six bains et deux douches qui procurent d'abondantes transpirations et suffisent pour faire disparaître entièrement la douleur et l'engorgement du pied. Mais, soit pour causes d'affaires, soit par suite de la propension qu'ont un grand nombre de malades à oublier les souffrances passées, celui-ci veut quitter l'établissement après ce demi-traitement. La saison suivante, il revient prendre huit douches générales et m'assure n'avoir eu aucune attaque de goutte dans le courant de l'année; au mois d'avril 1839 j'ai revu M. D..., il jouit d'une parfaite santé, et depuis l'usage des eaux de la Motte, deux années se sont écoulées sans que les attaques de goutte se soient renouvelées, et cependant il faut dire qu'il ne s'impose aucune privation.

M. D... est encore revenu en 1841 à la Motte où il a pris quelques bains et douches, quoiqu'il n'eut pas éprouvé le moindre accès de goutte depuis l'année où il vint aux eaux pour la première fois. Ce malade est un de ceux qui on rendu par les urines des concrétions d'acide urique.

SCROFULES.

10e Obs. — Mme F..., de L... (Rhône) âgée de 26 ans, bien constituée, scrofuleuse, est malade depuis 18 mois. A son entrée à l'établissement, Mme F.... a les ganglions du cou très-engorgés, l'intérieur du nez est encrouté et plein de boutons, la face plombée, le ventre gros et douloureux, elle est oppressée, tousse et expectore quelques crachats sanguinolents. Depuis 7 à 8 mois ses menstrues étaient supprimées. Mme F.. prit, pendant son séjour, huit bains à 35 ou 37° et but dix à douze verrées par jour d'eau minérale, et, sous l'influence

de ce traitement certes bien incomplet, il y eut une diminution notable de l'engorgement ganglionaire, le ventre
s'affaissa, le teint devint presque naturel, et la toux et la
dyspnée disparurent entièrement. Mme F... est revenue
cette année, elle a été, dit-elle, parfaitement guérie dans
le courant de l'hiver qui suivit son premier séjour à la
Motte, mais au printemps les ganglions cervicaux se sont
engorgés de nouveau et le nez est redevenu douloureux.
Elle n'a, du reste, ni toux, ni dyspnée et son ventre n'est
ni volumineux, ni sensible à la pression. Elle est incomparablement mieux que l'année précédente. A son départ elle avait
pris quatorze bains à 37 ou 38° c. et bu huit à dix verrées
par jour. Le nez est revenu à son état naturel, mais il reste
encore un peu d'engorgement des ganglions lymphatiques.

MAL DE POTT.

11ᵉ Obs. — Maurice de P., de L... (Isère), âgé de 19
ans, quoique à son peu de développemeut on lui en don-
nerait 15 à peine, lymphatique, d'une faible constitution,
tourneur, est malade depuis quatre à cinq ans. Il est pâle et
faible, et ne peut marcher qu'à l'aide de deux béquilles,
le corps courbé en avant et en quelque sorte plié en deux
par la rétraction des muscles fléchisseurs des cuisses, qui
maintiennent la flexion de celles-ci sur le tronc. La colonne
vertébrale présente, dans sa région dorsale, une gibbosité
volumineuse occupant les huit dernières vertèbres de cette
partie.

Plus bas se présentent deux petites plaies fistuleuses
existant depuis plusieurs années et placées, l'une au-

dessous de l'extrémité postérieure de la crête iliaque gauche, la seconde à la région inguinale droite. Toutes deux suppurent assez abondamment, la première surtout. Les membres inférieurs sont très–faibles.

Maurice a bu chaque jour six verrées d'eau. Il a pris trois bains et vingt–sept douches. Vers le milieu du traitement le tronc reprend sa position verticale et il devient par conséquent nécessaire de prendre des béquilles plus longues. Au départ du malade la gibbosité a considérablement diminuée, la suppuration des points fistuleux est presque nulle. La santé générale est beaucoup meilleure, l'embompoint et les forces sont revenus, le malade marche sans béquilles et à l'aide d'un bâton seulement. L'extension des membres inférieurs se fait bien, le gauche excepté dont les muscles antérieurs de la cuisse conservent encore un peu de rétraction.

CARIE DU FÉMUR.

12ᵉ Obs. — Thomas M..., de Lyon, âgé de 38 ans, lymphatique, d'une faible constitution, reçut, il y a deux ans, une forte contusion à la cuisse, en tombant d'un lieu élevé. Un abcès considérable dans la partie coutuse fut la suite de cet accident et amena un vaste décollement de la peau. Plusieurs ouvertures furent pratiquées et, au milieu d'une suppuration abondante, quelques portions d'os s'exfolièrent à différentes époques. Au mois d'août 1838, M.... est pâle, amaigri et marche avec difficulté. Tout le membre inférieur droit est atrophié et peut à peine se fléchir à demi. Dans la partie externe de la cuisse se présente une tumeur volumineuse, dure, indolore, résultant évidemment de

58

l'affection osseuse. Au-dessous, plusieurs cicatrices et une petite plaie ou s'observe l'ouverture d'un trajet fistuleux qui fournit en abondance un pus sanieux et qui, se dirigeant de bas en haut, parcourt une étendue de quatre à cinq pouces pour arriver jusque dans le voisinage du grand trochanter.

Th. M... a bu chaque jour six verrées d'eau ; il a pris neuf bains et douze douches. Pendant ce traitement la suppuration est plus abondante, mais vers la fin elle l'est beaucoup moins qu'à l'arrivée du malade, le pus de meilleure nature cesse d'être sanieux. La tumeur subit une diminution considérable, et le membre, ayant recouvré sa force et sa souplesse se fléchit parfaitement. Enfin, le trajet fistuleux conserve à peine deux pouces d'étendue et le malade marche avec facilité lorsqu'il quitte l'établissement.

PÉRIOSTITE.

13e Obs. — M. B..., de G... (Isère), étudiant en droit, d'une constitution moyenne et d'un tempéramment lymphatico-bilieux eût, à huit ou neuf ans, une maladie qu'il ne peut me spécifier. Il contracta plus tard une blennorrhagie qui dura trois ans, il eût aussi des chancres à la verge et dans la cavité buccale, enfin une dydimite et un bubon qui se termina par résolution. Au 1er juillet 1841, il ressentit dans le pied gauche une douleur qui l'empéchait de marcher ; peu à peu un engorgement œdémateux se montra à la la partie inférieure et antérieure de la cheville interne de ce pied. On crut qu'il s'était fait une entorse et on lui fit faire des lotions astringentes.

M. B... vint à la Motte le 4 août de la même année , et
je trouvai, en examinant le pied, une tumeur dure faisant ,
vers le point indiqué plus haut une saillie assez prononcée.
La peau était , en outre , tuméfiée et légèrement rouge.
La douleur, assez vive , pas plus forte la nuit que le jour.
M. B... ne peut marcher qu'à l'aide d'une canne et en
n'appuyant sur le sol que le côté externe du pied gauche.
Le malade a pris pendant son séjour à la Motte onze douches sur le pied à 43 ou 44° c. et bu environ deux verrées
tous les matins. Sous l'influence de ce traitement, on voyait
chaque jour diminuer l'enflure et la saillie osseuse, chaque
jour aussi M. B..., marchait un peu mieux et s'appuyait
moins sur le côté externe du pied. Enfin , lorsqu'il quitta
l'établissement , il n'y avait plus ni douleur , ni rougeur ,
ni tuméfaction , et il pouvait sauter , courir et marcher
comme avant l'invasion de son mal.

J'ai revu depuis, M. B... , et la maladie n'a pas reparu
jusqu'à ce jour.

SYPHILIS.

14e OBS. — F... Q... , de V... (Rhône) , âgé de 30
ans , bilioso-sanguin, bien constitué , est malade depuis dix
ans. Vers cette époque Q.. contracta des ulcères syphiliti-
ques qui se montrèrent sur le gland et disparurent, dit-il, à
la suite d'un traitement mercuriel. Quelques temps après, de
nouvelles ulcérations se déclarèrent dans la gorge et malgré
un nouveau traitement et d'autres subséquents , l'affection
n'en suivit pas moins une marche progressive et envahit les
fosses nasales. Aujourd'hui (juillet 1838) Q... se présente
dans l'état suivant : nez tuméfié, un peu dévié à gauche ,

d'un rouge foncé du côté droit, surtout où la tuméfaction,
est aussi plus prononcée ; paupière inférieure droite un peu
rouge, caroncule lacrymale plus saillante et parfois
epiphora du même côté. De la fosse nasale droite se détachent
tous les matins, lorsque le malade se mouche, des matières
sanguinolentes coagulées et durcies, de la grosseur du
doigt. Dans la journée il s'en écoule des mucosités rous—
satres, sanieuses et fétides. Le pharynx phlogosé dans une
partie de son étendue, présente plusieurs ulcérations sur
les amygdales et les piliers du voile du palais.

Ce malade a bu chaque jour dix verrées d'eau. Il a pris
tous les matins une cueillerée à bouche de liqueur de Vans-
Wieten, et dans la journée, des lotions plusieurs fois
répétées dans les fosses nasales avec de l'eau minérale, de
plus vingt bains ; à la fin de ce traitement le nez a presque
repris sa forme et sa couleur normale. Le malade se mouche
facilement, les mucosités qui s'écoulaient par la fosse
nasale ont considérablement diminué, et les ulcérations
pharyngiennes sont guéries. Depuis son départ, l'état de
ce malade s'est sensiblement amélioré.

BLENNORRHAGIE RHUMATISME.

Je suis heureux de pouvoir exprimer ici tous mes
remerciements à M. le docteur Charvet, professeur à la
faculté des sciences de Grenoble et à l'école préparatoire de
médecine de la même ville, pour l'observation si intéressante
qu'il a bien voulu me communiquer et m'autoriser à publier.

« Monsieur,

« Cette observation est la première de ce genre que

nous ayons eue ; c'est elle qui nous mit dans le cas d'essayer les eaux de la Motte contre cette maladie qui fait le désespoir de tant de malades , et nous avons eu plusieurs fois à nous applaudir de notre tentative.

« Votre dévoué collègue ,   CHARVET. »

15e Obs. — « M. D..., propriétaire riche , âgé, à l'époque où cette observation a été recueillie, de 28 à 30 ans, ayant habité pendant plusieurs années une grande ville, pour ses études et aussi pour ses plaisirs, fut atteint, au printemps 1838, d'un rhumatisme aigu, dont il avait déjà eu plusieurs fois des accès et qui le força de s'aliter pendant plusieurs semaines ; les douleurs ne cédèrent qu'incomplètement aux chaleurs de l'été. Consulté par M. D... pour cette maladie, je lui conseillai les eaux de la Motte où il se rendit immédiatement. Il était porteur , à cette époque, d'une gonorrhée datant de plusieurs années , contre laquelle il avait essayé sans succès et énergiquement les moyens internes et les topiques ordinairement employés dans ces sortes d'affections. Toutefois, la douleur , en urinant , avait entièrement cessé depuis longtemps et l'émission des urines était facile.

« C'est dans cet état que M. D... se rendit à la Motte ; voici le résultat de l'action des eaux, au rapport de M. Gachet qui dirigeait alors l'établissement , et du malade que je vis à son retour. Les douleurs rhumatismales n'avaient cédé qu'incomplètement, et il restait surtout des raideurs musculaires très-incommodes ; mais dès la première semaine de son séjour à la Motte, le malade s'aperçut d'un changement dans le flux de l'urèthre, le liquide jusque-là d'aspect demi-purulent et souvent jaunâtre devint d'abord laiteux, puis à peine opalin, et enfin tout-à-fait incolore et comparable à de la glaire d'œufs étendue dans un peu d'eau. Avant la fin de la deuxième semaine, la gonorrhée avait entièrement cessé pour ne plus reparaître ainsi que j'ai pu m'en assurer plusieurs fois depuis lors.

BLENNORRHAGIE, URÉTÉRITE DROITE ET NÉVRALGIES.

16e Obs. — M. W..., de B..., suisse, âgé de 38 ans, brasseur, d'une forte constitution et d'un tempérament bilioso–nerveux, contracta, il y a 8 ans, une fièvre inter-mittente qui dura six mois et fut guérie par du sulfate de quinine et de la tisane amère (houblon, camomille). A dater de cette époque, il éprouva à l'épaule et à la partie postérieure du cou, un fourmillement qui dura près de cinq ans, il lui semblait, disait-il, qu'un insecte rampait sous sa peau. Plus tard il lui vint un mal de tête qui se fit sentir constamment pendant près de deux ans et augmentait lorsque, pour préparer la bière, il restait exposé au contact de la vapeur. Il prit, il y a un an, une gonorrhée. Il lui semblait, quand il urinait, qu'il avait un fer rouge dans l'urèthre, et ses souffrances étaient si grandes qu'il éprou-vait par tout le corps un tremblement involontaire. Il but alors de la tisane de racines de fraisier, son écoulement devint plus abondant, verdâtre d'abord, puis comme du blanc d'œuf faisant le lait, et quelques temps après cette matière sortait mêlée de stries sanguinolentes. Il employa plusieurs remèdes conseillés par des personnes étrangères à l'art de guérir, et ses douleurs devinrent si aiguës qu'il ne put bientôt plus gouter un instant de sommeil et qu'il se promenait toute la nuit. M. le docteur Charvet, qu'il consulta, lui fit prendre des pilules de savon et de camphre qui le soulagèrent beaucoup.

Il ressentait aussi, à cette époque, de vives douleurs dans les parties génitales, douleurs qui remontaient en suivant exactement le trajet de l'uretère droit et envahissaient même quelquefois l'épaule du même côté. Quand il souffrait beaucoup, il inclinait le corps à gauche et cette position le soulageait. Il avait aussi, dit-il, les reins plus faibles que d'ordinaire quoique non douloureux. Au mois de mars 1841, il lui vint, dans le membre inférieur gauche, une douleur qui, partant de deux pouces environ au-dessus du grand trochanter, descendait tout le long de la partie externe de la cuisse jusqu'à la partie postérieure de la jambe et même jusqu'au pied. Cette douleur se manifestait par une sensation de froid pénible qui le faisait trembler. Dès qu'il faisait le moindre écart de régime, ses souffrances devenaient plus aiguës.

Etat actuel. — Embompoint médiocre, teint ordinaire, langue large recouverte d'un enduit blanchâtre, surtout au milieu, anorexie, peu d'appétit, bouche fade, selles rares et matières fécales dures et arrondies; pouls petit, facilement déprimable, 60 pulsations; rien d'anormal du côté des organes de la circulation ni de la respiration. Il éprouve une douleur vive au côté droit des parties génitales et le long du trajet de l'uretère du même côté, il se plaint également de souffrances dans le membre inférieur gauche et l'épaule droite. Le pénis ne présente aucune inflammation, mais en pressant avec soin le long du canal de l'urèthre, on voit encore suinter une goutte blanchâtre et assez liquide.

M. W... a pris un bain à 38° c., huit douches de 43 à 45° c. et bu environ six verrées par jour. Ses sueurs ont été assez abondantes, et ses selles n'ont pas éprouvé d'amendements. La douleur qu'il ressentait à l'épaule et au bras droits et qui était telle qu'elle lui empêchait d'exécuter les mouvements de pronation et de supination a disparu à la quatrième douche, et à son départ il n'éprouvait plus aucune souffrance, ni dans le membre inférieur gauche, ni le long de l'uretère, ni dans les parties génitales. Enfin, son écoulement urethral était entièrement tari. Il a emporté cinquante litres d'eau minérale qu'il a bue chez lui ; et j'ai su depuis que jusqu'à ce jour sa guérison avait été durable.

NÉVRALGIE.

17ᵉ Obs. — M. O....., de G... Isère, âgé de 37 ans, marié, sans enfants, d'une forte constitution et d'un tempérament sanguin, n'avait jamais eu dit-il d'autres maladies que la perite vérole (il n'a pas été vacciné) et un lumbago, lorsqu'il éprouva, il y a six ans, des douleurs violentes dans le cou, l'épaule et le bras. Soixante sangsues qu'on lui appliqua en deux fois à trois ou quatre heures de distance le soulagèrent beaucoup et bientôt le mal disparut entièrement. Il y a deux mois il lui vint dans le bras et l'avant-bras droit des douleurs qui, sourdes d'abord, augmentaient ensuite au point de faire éprouver au malade la sensation d'une main de fer qui lui broierait les os , et allaient envahir l'épaule et l'omoplate. Il souffrait tant qu'il ne pouvait gouter un instant de sommeil. On lui mit cinquante-cinq sangsues en deux fois , un vésicatoire , et on lui fit faire des frictions avec diverses pommades.

Venu à la Motte à la fin de juin 1841 , M. O... malade depuis deux mois , comme je l'ai dit , souffre encore tant , malgré le traitement auquel il a été soumis , qu'il est obligé de se promener ou de lire une grande partie de la nuit et que ce n'est que le matin qu'il peut dormir trois ou quatre heures. Sa santé est d'ailleurs florissante et son appétit bon malgré ces douleurs qu'il dit *atroces*.

Le 11 juillet M. O... avait pris un bain à 35° c., onze douches à 42 et 43° c., et n'avait pas bu d'eau minérale. Il a pendant tout ce temps éprouvé des alternatives fréquentes de bien et de mal. Depuis trois jours seulement il peut gouter un peu de repos la nuit (environ trois ou quatre heures). Ses transpirations ont été si abondantes , qu'après avoir traversé deux matelas et une garde-paille , elles allaient encore mouiller le parquet. Sa douleur n'a jamais changé de siège , mais au lieu d'être gravative, elle est devenue brûlante. Il n'a du reste en rien modifié son régime de vie habituel. Somme toute il souffre moins , dit–il , et veut revenir le mois suivant pour achever sa guérison.

Il est revenu à la Motte dans le mois d'août , à cette époque il souffrait incomparablement moins et ses douleurs n'apparaissaient que de loin en loin. Il prit huit douches semblables aux premières , et, sous leur influence, ses douleurs parurent augmenter. Enfin à son départ il souffrait peu et dormait très-bien. J'ai revu souvent depuis M. O... et il m'a dit que ses douleurs avaient cessé quelques jours après son départ de la Motte et n'étaient plus revenues.

MYÉLITE.

18ᵉ Obs.—B. C. de V., Isère, ouvrier en laine, d'une faible constitution et d'un tempérament lymphatique n'a eu, dit-il, d'autres maladies que des engorgements glandulaires. Depuis six ans environ il ressentait tous les printemps dans les genoux des douleurs assez vives qui le rendaient faible, génaient sa marche et duraient un mois environ. Il n'a jamais fait de traitement pour s'en débarrasser. Plus tard ses genoux et ses pieds furent pris de douleurs qui se faisaient sentir constamment surtout quand il voulait marcher, et chaque jour il devenait plus faible. En même temps que ces symptômes existaient, les reins devinrent douloureux surtout quand il se courbait en avant ou qu'étant assis ou couché il voulait se lever, et ses jambes devenues raides ne purent plus agir aussi librement qu'auparavant. Tel était son état il y a environ quatre ans. Une année après il eut des crampes fréquentes dans les mollets et les cuisses, il lui semblait alors qu'on l'étreignait dans un éteau, ses membres inférieurs étaient engourdis, à peine si, lorsqu'on pinçait fortement ces parties, il en avait la conscience, et sa douleur de reins devint encore plus aiguë. Ses jambes tantôt se fléchissaient, tantôt s'étendaient par un brusque mouvement, ces contractures duraient d'un quart d'heure à une heure, et nul effort ne

pouvait, dit-il, ramener ces membres de la flexion à l'extension et réciproquement. Tant que duraient ces crampes et
ses contractures, sa douleur de reins était très-aiguë, puis
celle-ci disparaissait tout à coup et les membres inférieurs
s'affaissaient et tombaient alors comme des corps inertes.
L'émission des urines devint difficile et douloureuse, ses
jambes enflèrent et il ne put bientôt plus marcher. On lui
mit chez lui des vésicatoires aux cuisses. Il entra ensuite à
l'Hôtel-Dieu de Lyon, on lui appliqua trois moxas sur les
côtés de la colonne vertébrale, on lui fit pratiquer des
frictions et prendre de la tisane d'arnica. Il sortit de
l'hôpital sans amendement notable, car il ne pouvait pas
plus marcher qu'avant, seulement les moxas rendirent un
peu moindres les douleurs de reins. Six mois après cependant, le mouvement revint un peu dans une jambe, mais
il fallait qu'on portât l'autre en avant pour qu'il put, à l'aide
de béquilles et soutenu par une personne, faire quelques
pas. Ce mieux ne fut pas de longue durée, et il se vit
bientôt dans le même état qu'avant son entrée à l'Hôtel-
Dieu. C'est alors qu'il vint aux eaux de la Motte le 16 juillet 1840, où il prit trois bains et quarante douches. Il ne
but pas d'eau minérale. Les premiers bains et douches
firent naître chez lui de violentes douleurs dans les reins qui
le forcèrent à garder le lit. On le portait dans le cabinet
où on lui administrait les eaux. A la deuxième douche
environ ses douleurs diminuèrent un peu et il put reprendre
ses béquilles. Dès lors il alla toujours de mieux en mieux.
Quand il partit, il pouvait faire seul et sans aucun soutien
deux ou trois pas sur un plancher, et il marchait sur la
terre pourvu qu'il eût un bâton à la main. Arrivé chez lui

et sans aucun traitement ultérieur , l'amélioration a continué si heureusement que quinze jours après son départ il jetait ses béquilles qu'il n'a jamais reprises depuis, et aujourd'hui il fait deux heures de marche sans éprouver une trop grande fatigue.

Revenu à la Motte le 28 juillet 1841 , C.... éprouve encore , mais à de longs intervalles , quelques crampes la nuit et un peu de fatigue dans les reins quand il fait une marche forcée ou qu'il reste longtemps droit. Il y a plus d'un an qu'il éprouve , dit-il , des *besoins* , et cependant il ne peut pas manger beaucoup ou il a des indigestions et vomit une matière verdâtre porracée. Il a souvent des barborygmes. Les organes respiratoires , circulatoires et génito-urinaires ne présentent d'ailleurs rien d'anormal.

Il part le 5 septembre après avoir pris un bain et vingt-neuf douches et bu deux ou trois verrées par jour. Ses transpirations ont été dit-il un peu moins abondantes que l'année précédente. Les voies digestives sont toujours dans le même état, mais il se sent plus fort et il n'éprouve presque plus de douleurs dans les reins quoiqu'il fasse souvent des courses de trois et quatre heures dans les montagnes. Somme toute , il y a encore chez lui une notable amélioration.

MYÉLITE.

19e Obs. — M. P... de S... , Isère, âgé de 52 ans , tempérament nervoso-sanguin , bien constitué , ressentit il y a neuf ans à la suite d'un refroidissement subit, de la roideur et de la faiblesse dans les membres inférieurs.

Celles-ci augmentèrent bientôt, il s'y goignit de l'engourdissement et une pesanteur dans les reins très-incommode
et les mouvements devinrent de plus en plus difficiles.
L'usage des eaux d'Aix en Savoie et cinq à six moxas
appliqués sur les parties latérales de la colonne dorsale, ne
remédièrent point aux accidents ; la maladie resta à peu
près stationnaire. Huit ans après, ce malade est dans l'état
suivant : faiblesse , roideur , engourdissement des extrémités inférieures, sensation de pesanteur et de resserrement
très-incommode dans les reins, besoins fréquents d'uriner.
Impossibilité de croiser les jambes l'une sur l'autre, lorsque le malade est assis. Il ne peut marcher qu'à l'aide de
deux bâtons le plus ordinairement qu'avec le secours d'un
bras et sur un sol uni. Dans ce mouvement le tronc est
penché en avant, les jambes en quelque sorte jetées ,
décrivent cette ligne courbe si commune aux paraplégiques
et qu'on désigne par le nom de marcher en fauchant. La
peau a en partie conservé sa sensibilité. L'appétit est bon
et les fonctions digestives sont dans toute leur intégrité.

Traitement therm. Deux bains et quinze douches. Mieux
prononcé après ce traitement , le tronc a repris sa position
verticale, les membres sont plus forts, les mouvements
moins lents et plus faciles. La marche plus ferme se fait
aussi avec plus de facilité et à l'aide d'un seul bâton.
L'embarras lombaire et l'engourdissement des membres
sont à peu près dissipés. Lorsqu'il est assis, le malade
peut maintenant facilement croiser les jambes. Les besoins
d'uriner sont beaucoup plus rares.

Rentré chez lui, M. P...... m'écrit un mois et demi
après en m'annonçant que ses reins ont beaucoup plus

de force et de souplesse , qu'il marche avec assurance
à l'aide d'un bâton seulement , même sur un pavé inégal,
et que les orteils ont parfaitement recouvré leur sensibilité
et leur liberté de mouvement. Dans ce court intervalle ,
quelques douleurs ambulantes se sont déclarées dans les
membres et une éruption de petits bouts rouges s'est mon-
trée sur diverses parties de la peau.

PARAPLÉGIE, RHUMATISME CHRONIQUE.

20e Obs. — M. D... de F... , Isère , cultivateur , âgé
de 34 ans , d'une constitution moyenne , d'un tempérament
lymphatico—sanguin , marié , père de deux enfants , n'a
jamais eu, dit-il, d'autre maladie que quelques pustules de
variole (il a été vacciné) et des douleurs rhumatismales
qui , de temps en temps , envahissaient les deux bras. Le
25 juin 1840 , M. D.... tomba du haut d'un arbre sur le
dos ; la chûte fut si violente qu'il resta immobile à la
place où elle avait eu lieu, et qu'il fallut qu'on vint le
relever. On lui fit boire de l'eau-de-vie , et deux personnes
le soutenant sous les bras voulurent le conduire jusqu'à sa
maison , distante d'environ quatre kilomètres : mais à peine
avait-il fait quelques pas , que la sensibilité et le mouve—
ment furent entièrement abolis dans les deux membres
inférieurs et qu'on fut obligé de le porter. On lui pratiqua
trois saignées en vingt-quatre heures sans obtenir pour
cela aucun amandement ; il lui fut impossible les huit
premiers jours d'aller à la selle , et l'émission des urines
était très difficile. La moindre pression sur les dernières
vertèbres lombaires lui faisait éprouver , dit-il, de vives
souffrances. On lui appliqua des sangsues aux reins sur le

point douloureux et plusieurs vésicatoires aux jambes. Malgré ce traitement, il n'y avait pas eu à la fin d'août d'amélioration sensible dans son état, lorsqu'il vint à la Motte où il prit seize douches. Il quitta l'établissement sans avoir obtenu, dit-il, aucun amendement à son mal ; mais quinze jours après et sans traitement ultérieur, la sensibilité commença à renaître ainsi que le mouvement, et à dater de cette époque il marcha à grand pas vers la guérison. Il n'a pas non plus, depuis lors, ressenti d'atteintes de son rhumatisme.

Etat actuel. — Revenu à la Motte le 27 juin 1841, M. D... se présente à moi avec un embompoint médiocre et une santé bonne ; l'expulsion des matières fécales et l'émission des urines se font aussi bien qu'avant sa chûte, il marche facilement et rien, en le voyant, ne pourrait faire soupçonner qu'il a été paraplégique. Cependant il éprouve encore des *faiblesses*, dit-il, dans les genoux et les pieds quand il fait des courses un peu longues. La nutrition me paraît s'être toujours bien faite dans les membres inférieurs. Il a pris seulement un bain à 37° c. et cinq douches à 44° c., et a quitté l'établissement pour cause d'affaires. Il n'avait éprouvé à son départ aucune modification dans son état.

LUXATION SPONTANÉE COXALGIQUE.

21e Obs. — Mlle D..., d'A... (Rhône), âgée de 17 ans, d'une forte constitution, d'un tempérament biliososanguin, ayant les cheveux noirs, n'a jamais eu, dit-elle, d'autre maladie que la variole (elle n'a pas été vaccinée) et une éruption au cuir chevelu. Réglée à 15 ans abondamment et régulièrement, il y a 9 ans, elle éprouva dans toute

la cuisse gauche depuis le genou jusqu'à l'articulation coxo-
fémorale inclusivement une douleur vive qu'elle compare à
une piqûre et qu'elle sentait, dit-elle, être intérieure. Cette
douleur n'était pas permanente et la faisait boiter quand
elle existait, mais depuis quinze mois environ la claudica-
tion est constante quoique la souffrance, qu'elle compare
à des coups de couteaux, ne le soit pas. A dater de cette
époque les menstrues devinrent irrégulières dans leur
retour et leur durée. Elle est allée en boîtant toujours de
plus en plus. La fatigue augmentait ses souffrances et
bientôt elle s'aperçut que sa hanche gauche était plus
grosse que la droite. On lui fit appliquer divers topiques,
des sangsues à la hanche et un vésicatoire à la jambe.

Etat actuel. — D'un embompoint assez prononcé, la
malade est affectée, depuis une huitaine de jours d'une
légère bronchite. Sonoréité et respirations bonnes en avant,
en arrière et des deux côtés; pouls plein, régulier 76–8
pulsations, bruits du cœur forts et bien rhytmés, elle a eu,
dit-elle, jadis des battements violents, et était essoufflée
dès qu'elle se livrait à quelque exercice un peu pénible.
Quand on examine le membre inférieur gauche, on voit
que le grand trochanter fait en-dehors une saillie très-
forte, et que la fesse du même côté est beaucoup plus
large que la droite. Lorsqu'elle est assise et qu'elle a les
genoux rapprochés l'un de l'autre elle peut les écarter, mais
il faut qu'elle s'aide des mains. Elle ne peut fléchir la
cuisse sur le tronc, sans le secours d'une main étrangère
quoique ce mouvement ne soit pas très-douloureux. Enfin,
on ne peut reconnaître ni allongement, ni raccourcissement
du membre malade.

Arrivée à la Motte le 22 juillet, elle avait pris, le 27 août, un bain et trente douches de 42 à 46° c., et bu environ deux à trois verrées par jour. Son appétit a toujours été bon, ses selles normales, ses urines copieuses et ses transpirations assez fortes souvent pour percer matelas et paillasse. Elle dormait presque toujours après la douche, quoique enveloppée dans une couverture de laine. Elle a eu une fois un léger *épistaxis*. Ses menstrues ont devancé de huit jours et ont été, dit-elle, moins abondantes que de coutume. Le grand trochanter gauche fait encore une saillie plus forte que le droit, la fesse, du côté malade, est encore plus large, mais tout cela est infiniment moins marqué qu'à son arrivée, et ce n'est qu'avec beaucoup d'attention qu'on parvient à s'en convaincre. Elle écarte fort bien les genoux l'un de l'autre sans douleur aucune et sans avoir besoin de s'aider des mains. Elle peut fléchir seule sa cuisse gauche sur le tronc, mais non sans souffrir un peu à l'articulation coxo-fémorale. Enfin, son membre est moins raide, sa marche plus facile, et c'est à peine si elle boîte encore un peu.

C'est dans cet état qu'elle a quitté la Motte, et j'ai appris, plusieurs mois après qu'elle était allée tous les jours de mieux en mieux et qu'elle se considérait maintenant comme guérie.

Suites de Luxations.

22e Obs. — M. le général B..., de G..., suisse, âgé de 56 ans eut l'épaule droite luxée le 7 avril 1841, la réduction en fut faite demi-heure après l'accident et le malade porta son bras en écharpe pendant quinze jours. A cette époque,

M. B. souffrait encore, il ne pouvait ni élever son coude à la
hauteur de son épaule, ni passer la main derrière son dos,
ni même soulever le moindre poids lorsque la paume de la
main était tournée vers le sol, enfin, le décubitus sur le
côté droit était impossible. Tel était encore son état lorsqu'il vint à la Motte. On l'avait fait frictionner pendant
trois mois avec des liniments divers tels que de l'huile
d'amandes douces, de l'eau-de-vie camphrée, du beaume
Opodeldoch, etc.

M. B... prit sur l'épaule et le bras quatorze douches à
40 ou 42° c., ne but pas d'eau minérale et ne transpira
que médiocrement. A la fin de ce traitement, le malade
n'éprouvait plus qu'une faible douleur qui ne l'empêchait
point de dormir couché sur le côté droit, il levait son bras
aussi haut que le gauche, passait facilement la main
derrière son dos, en un mot il pouvait faire exécuter au
membre malade tous les mouvements ordinaires.

HYSTÉRIE.

23ᵉ Obs. — M.ᵐᵉ T.. de C.., Saône et Loire, âgée de
27 ans, d'une constitution moyenne, d'un tempérament
lymphatique, est mariée depuis huit ans, et a eu deux
enfants, le dernier il y a vingt mois. Réglée à seize ans, toujours régulièrement jusqu'à l'âge de dix-huit ans, époque
où Mᵐᵉ mit les pieds dans une pièce d'eau, peu de jours
avant l'apparition probable des menstrues. Le lendemain
elle fut prise de maux de tête et de poitrine et d'une fièvre
intense qui la forcèrent à garder le lit pendant cinq ou six
jours. Enfin la menstruation fut supprimée pendant près

de 7 mois à dater de cette époque. Elle se maria une année après ; mais depuis elle ne jouit jamais d'une bonne santé, excepté pendant sa première grossesse ; dans la seconde au contraire elle souffrit beaucoup et eut une diarrhée qui dura sept mois. Les douleurs qu'elle éprouve dans la tête et à la poitrine commencèrent à partir de la suppression des menstrues, cessèrent pendant sa première grossesse et revinrent ensuite plus fortes que jamais. Le retour du flux mensuel ne se manifesta que quatre mois après son premier accouchement, et pendant ce retard qu'elle attribue à un refroidissement (c'était au mois de janvier), elle eut des étourdissements, des bruissements dans les oreilles et un affaiblissement de la vue avec fatigue de ces mêmes sens. Elle ressentait tous les jours à midi à peu près, de violents maux de tête et une sensation de brulûre à la partie antérieure et moyenne du sternum. A la moindre contrariété, elle éprouvait des étouffements, devenait livide, serrait les dents, sentait un poids énorme peser sur sa poitrine, et après un temps plus ou moins long, des sanglots et des pleurs venaient terminer cette crise. Il lui arrivait souvent d'avoir envie d'uriner et de ne le pouvoir, et alors elle ressentait vers la vessie des cuissons et un sentiment de brulûre prononcée, et lorsqu'enfin l'urine parvenait à couler, elle s'échappait claire et limpide. Les médecins qu'elle a consultés, lui administrèrent de la quinine, des purgatifs, des antispasmodiques et des opiacés. Elle prit aussi des bains de vapeur, mais chaque fois, dit-elle, son mal s'exaspérait et ce n'était qu'après avoir transpiré dans son lit qu'elle se trouvait un peu mieux. Elle passa, il y a quatre ans, quinze jours à Uriage sans recevoir aucun amendement à son mal, et à son retour elle prit une dysenterie qui dura près de trois mois et fut si violente qu'elle eut souvent quarante selles par vingt-quatre heures. Ses règles furent suspendues pendant cinq mois, et son ventre devint dur, tendu et si volumineux, qu'elle se crut enceinte. Cet état du ventre dura sept mois dit-elle.

Etat actuel. — Cheveux châtains-clairs, embompoint médiocre, face très-colorée quand elle a mal à la tête, mais pâle et les lèvres surtout dans toutes les autres circonstances. Menstrues maintenant régulières, mais peu abondantes et ne durant que deux ou trois jours. Appétence normale; lorsqu'elle monte ou court elle n'est point essouflée, mais elle éprouve des battements dans les tempes. Les organes de la respiration et de la circulation ne présentent rien d'anormal. Constipation habituelle, hémorhroïdes fréquentes, bouche souvent mauvaise, pas de nausées, pas de vomissements, ni de ballonement du ventre qui n'est point douloureux : cependant elle y éprouve depuis un mois environ des tournoiements, dit-elle, mais qui ne la font pas souffrir. Ses maux de tête et de poitrine se font spécialement sentir de huit heures du matin jusqu'à dix, de midi jusqu'à deux heures et de cinq heures jusqu'à sept heures. La douleur se porte quelquefois la nuit aux reins et au bas-ventre et trouble alors son sommeil. Quand elle souffre, elle pleure et se trouve ensuite soulagée. Elle est tantôt brûlante, tantôt glacée.

Venue à la Motte le 1er juillet, elle a pris dix-neuf bains ou douches, ceux-ci à 36° c. et celles-là à 40 ou 42° c., et elle a bu environ trois ou quatre verrées chaque matin. Ses transpirations ont été peu abondantes, excepté

les derniers jours. Pendant son séjour à la Motte elle a
éprouvé, dit-elle, les mêmes symptômes que chez elle ;
seulement elle avait autrefois des douleurs dans les membres et alors elle souffrait moins à la tête, ici au contraire
les douleurs des membres ont disparu et celles de la tête
ont été plus fréquentes. Ses règles n'ont pas duré plus
que d'habitude, mais ont été plus abondantes et elle a été
quelques jours avant et quelques jours après dans un état
d'irritation extrême.

Mme T... a quitté l'établissement le 25 juillet, et un
mois plus tard j'ai vu un des parents de cette malade qui
vint aux eaux de la Motte et me dit que Mme T... était allée
chaque jour de mieux en mieux et qu'elle se félicitait hautement d'être venue à la Motte.

Tableau statistique des principales maladies traitées à la Motte.

NOMS DES MALADIES.	Nombre des maladies.	Malades guéris.	Soulagés.	Traités sans succès.	Guéris après le départ.	Soulagés après le départ.
Rhumatismes articulaires.	67	21	35	11	9	1
Id. musculaires	27	14	12	1	3	»
Id. goutteux.	12	4	6	2	»	»
Sciatiques.	15	7	5	3	2	1
Maladies et engorgements scrofuleux.	13	2	11	»	4	»
Tumeurs blanches	10	1	7	2	»	1
Mal de pott	8	»	5	3	1	»
Hémiplégies cérébrales (côté droit trois gauche deux)	5	1	4	»	2	»
Myélites	15	2	11	2	1	»
Luxations spontanées	10	1	9	»	2	»
Ostéites , périostites.	9	2	7	»	2	»
Maladies vénériennes	9	2	6	1	2	»
Névralgies.	8	1	5	2	4	»
Atrophies des membres	7	1	5	1	3	»
Faiblesses musculaires.	5	4	1	»	1	»
Ankiloses fausses.	6	»	4	2	»	»
Rétractions musculaires.	4	2	2	»	»	»
Bronchites chroniques.	4	»	4	»	1	»
Dartres furfuracées.	2	1	1	»	»	»

Nota. Les résultats importants déjà que constate ce tableau , le seraient bien plus encore, si les malades au lieu de ne faire pour la plupart qu'un demi traitement restaient à la Motte le temps nécessaire pour obtenir un soulagement ou une guérison durable, et s'ils voulaient bien faire connaître leur état un mois environ après leur départ de l'établissement : car tout le monde sait que la guérison n'a lieu le plus souvent que quelques temps après l'usage des eaux.

DE L'ÉTABLISSEMENT.

Il existe contre l'établissement des eaux de la Motte une prévention fâcheuse qui, née de l'état de délabrement où il était il y a peu d'années, a jeté dans l'esprit du public et des médecins de si profondes racines qu'elle est peut-être encore aussi vivace qu'autrefois. En la combattant ici, je n'ai point la prétention de la faire entièrement disparaître (car je sais combien il est difficile de détruire une prévention même injuste), mais j'espère du moins, en disant sur ces thermes toute la vérité et la vérité seule, neutraliser en partie sa funeste influence.

Il y a deux ans à peine qu'on ne pouvait arriver à l'établissement que par un chemin long, difficile et praticable seulement dans plusieurs endroits pour des mulets et des traîneaux. Aujourd'hui une route spacieuse, bien entretenue et conduisant de Grenoble à la Mure, passe à deux kilomètres environ de la Motte; de ce point part un embranchement qui vient aboutir, par une pente habilement ménagée, au château où sont administrées les eaux. Cette importante amélioration due à l'administration éclairée du département, à la sollicitude du conseil général et au concours actif du propriétaire de la Motte, en a rendu l'accès tellement facile que toute voiture peut aisément franchir en trois ou quatre heures les vingt kilomètres qui séparent Grenoble de cet établissement.

Le château construit dans le style Florentin, probablement sous le règne d'Henri iv, et détruit en partie pendant la révolution, a été peu à peu et à l'exception de deux pavillons seulement entièrement réédifié. Deux étages ont été distribués en cellules bien tapissées et meublées

convenablement , si non élégamment. Le propriétaire vient
encore de faire à un troisième étage arranger de nouvelles
chambres qui assurent désormais aux baigneurs, quel qu'en
soit le nombre, des logements où ils trouveront commodité
et propreté.

Les baignoires, les cabinets de bains et de douches
ordinaires, écossaises ou de vapeur n'étaient ni en assez
grand nombre, ni convenablement disposés, malgré les
améliorations que le propriétaire y avait apportées. Il n'en
sera pas ainsi cette année, car par les soins du Préfet de
l'Isère et grâce à la sollicitude éclairée du ministre de
l'agriculture et du commerce qui vient d'accorder une sub-
vention à cet utile établissement, l'on travaille en ce moment
à réparer les cabinets, à en faire de nouveaux et à les
garnir de toutes les choses utiles : à mettre enfin les lieux
où l'on administre les eaux dans un état tel qu'ils laisseront,
j'espère, bien peu à désirer.

Deux voitures qui partent tous les jours, l'une de Grenoble et l'autre de la Motte, apportent les comestibles dont
on peut avoir besoin et qu'on ne trouverait pas dans le pays.
Je puis affirmer que l'année passée la nourriture qu'on
trouvait à l'établissement était bonne et bien suffisante. Je
sais que l'usage des eaux et l'air pur que l'on respire dans
nos montagnes éveillent l'appétit et augmentent l'énergie des
fonctions digestives, et que l'on a besoin là plus qu'ailleurs
d'une bonne table ; mais ce que je sais aussi, et ce dont
je voudrais qu'on fut bien convaincu, c'est que si une ali-
mentation choisie et substantielle est dans bien des cas un
heureux auxiliaire des eaux minérales, l'intempérance en
est peut-être le plus fâcheux ennemi.

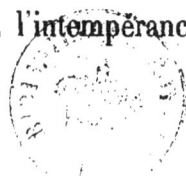